深圳市"医疗卫生三名工程"项目资助（SZSM201911010）

科普教育读本

肠癌知识知多少

CHANGAI ZHISHI ZHI DUOSHAO

张常华　何裕隆　主编

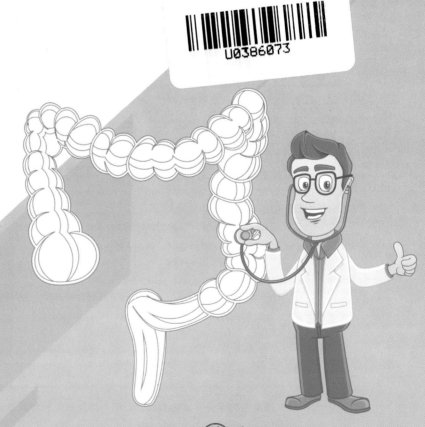

U0386073

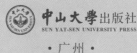
中山大学出版社
·广州·

图书在版编目（CIP）数据

肠癌知识知多少/张常华，何裕隆主编. —广州：中山大学出版社，2021.8

（科普教育读本）

ISBN 978 - 7 - 306 - 07239 - 9

Ⅰ.①肠…　Ⅱ.①张…　②何…　Ⅲ.①大肠癌—基本知识
Ⅳ.①R735.3

中国版本图书馆 CIP 数据核字（2021）第 123511 号

出 版 人：王天琪
策划编辑：曾育林
责任编辑：曾育林
封面设计：曾　斌
责任校对：梁嘉璐
责任技编：何雅涛
出版发行：中山大学出版社
电　　话：编辑部 020 - 84113349，84110776，84111997，84110779，84110283
　　　　　发行部 020 - 84111998，84111981，84111160
地　　址：广州市新港西路 135 号
邮　　编：510275　传　真：020 - 84036565
网　　址：http://www.zsup.com.cn　E-mail：zdcbs@mail.sysu.edu.cn
印 刷 者：广州市友盛彩印有限公司
规　　格：787mm×1092mm　1/16　6.25 印张　100 千字
版次印次：2021 年 8 月第 1 版　2022 年 7 月第 2 次印刷
定　　价：30.00 元

编　委　会

主　　编　张常华　何裕隆

编写秘书　郝腾飞

编　　者　（按姓氏笔画排序）

丁　程（中山大学附属第七医院）

于志伟（中山大学附属第七医院）

李　亮（中山大学附属第七医院）

李剑锋（中山大学附属第七医院）

朱恒梁（中山大学附属第七医院）

何裕隆（中山大学附属第七医院）

张常华（中山大学附属第七医院）

吴文辉（中山大学附属第七医院）

郝腾飞（中山大学附属第七医院）

黄建鹏（中山大学附属第七医院）

彭晓华（中山大学附属第七医院）

曾茜林（中山大学附属第七医院）

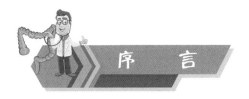

序　言

　　随着经济社会和人民生活水平的提高，肠癌（因小肠癌发病率很低，本书讲的肠癌指大肠癌）的发病率逐年增加且有年轻化的趋势，给我国医疗卫生行业造成了沉重的负担。目前，人们对肠癌的认识相对匮乏，且对肠癌的早筛及早诊早治没有足够的重视，导致大部分肠癌患者诊断时已处于中晚期，丧失了最佳的治疗时机。随着医学的进步，以靶向治疗、免疫治疗为代表的新的治疗手段不断涌现，为更多的肠癌患者带来了新的希望，而人们对此仍然知之甚少。因此，一本通俗易懂、普及肠癌相关知识的科普读物的出版十分必要。本书通过对肠癌的病因、预防、诊断和治疗等知识的全面介绍，将专业、难懂的文字转化为浅显易懂的科普知识，以增加广大读者对肠癌的了解，从而达到大肠癌早筛及早诊早治的目的。书中不足或遗漏之处，还望读者指正。

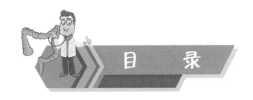

目　录

肠道的解剖

　　大肠是消化管的下段，全长 1.5 m，全程围绕于空肠、回肠的周围，可以分为盲肠、阑尾、结肠、直肠和肛管五部分。大肠的主要功能为吸收水分、维生素和无机盐，并将食物残渣形成粪便排出体外。

　　除直肠、肛管和阑尾之外，结肠和盲肠具有 3 种特征性结构，即结肠带、大网膜和肠脂垂，其中结肠带包括系膜带、网膜带及独立带（图 1-1）。

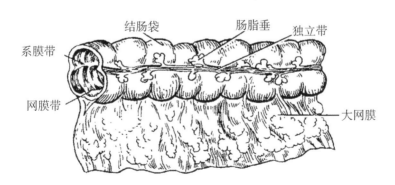

图 1-1　结肠的特征性结构（横结肠）

>>>> 一、盲肠

　　盲肠是大肠的起始部（图1-2），长6～8 cm，其下端为盲端，上续升结肠，左侧与回肠相连接，盲肠一半位于右侧髂窝内，大部分被覆膜抱被，因无系膜位置较固定。少数人的盲肠与回肠末端具有共同的系膜，使盲肠具有较大的活动范围，称为移动性盲肠。

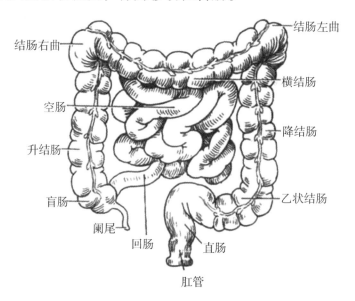

图1-2　大肠和小肠

>>>> 二、阑尾

　　阑尾是从盲肠下端后内侧壁向外延伸的一条细管状器

官（图1-2），因外形酷似蚯蚓，故又称为引突。其长度因人而异，一般长 5 ～ 7 cm，偶有长达 20 cm 或短至 1 cm 者。阑尾缺如者极为罕见。阑尾根部较固定，多数在回盲瓣的后下方约 2 cm 处开口于盲肠，此口为阑尾口。成人阑尾的管径多在 0.5 ～ 1.0 cm 之间，并随着年龄的增长而缩小，易为粪石阻塞，形成阻塞性阑尾炎。

>>>> 三、结肠

结肠是介于盲肠与直肠之间的一段大肠，整体呈"M"形，包绕于空肠、回肠周围（图1-2）。结肠分为升结肠、横结肠、降结肠和乙状结肠四部分。结肠的直径自起端 6 cm，逐渐递减为乙状结肠末端的 2.5 cm，这是结肠腔最狭窄的部位。

升结肠长约 15 cm，在右髂窝处，起自盲肠上端，沿腰方肌和右肾前面上升至肝右叶下方，转折向左前下方移行于横结肠，转折处的弯曲称为结肠右曲（或称为肝曲）。升结肠属腹膜间位器官，无系膜，其后面借结缔组织贴附于腹后壁，因此活动性甚小。

横结肠长约 50 cm，起自结肠右曲，先行向左前下方，后略转向左后上方，形成一略向下垂的弓形弯曲，至左季肋区，在脾脏面下分处折转成结肠左曲（或称为脾曲），向下续于降结肠。横结肠属腹膜内位器官，由横结肠系膜连于腹后壁，活动度较大，其中间部分可下垂至脐或低于脐平面。

降结肠长约 25 cm，起自结肠左曲，沿左肾外侧缘和腰方肌前面下降，至左髂嵴处续于乙状结肠。降结肠与升结肠一样属腹膜间位器官，无系膜，借结缔组织直接贴附于腹后壁，活动性很小。

乙状结肠在左髂嵴处起自降结肠，沿左髂窝转入盆腔内，长呈"乙"字形弯曲，至第 3 骶椎平面续于直肠。乙状结肠属腹膜内位器官，由乙状结肠系膜连于盆腔左后壁。因为乙状结肠系膜在肠管中段幅度较宽，所以乙状结肠中段活动范围较大，常成为乙状结肠扭转的因素之一。乙状结肠也是憩室和肿瘤等疾病的多发部位。

直肠是消化管位于盆腔下部的一段（图 1-3），全长10 ～ 14 cm。直肠在第 3 骶椎前方起自乙状结肠，沿骶、尾骨前面下行，穿过盆膈移行于肛管。直肠并不直，在矢状面上形成 2 个明显的弯曲。直肠骶曲是直肠上段沿着骶

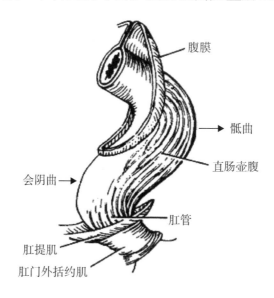

图 1-3　直肠与肛管

尾骨的盆面下降形成的凸向后方的弓形弯曲，距肛门 7～9 cm；直肠会阴曲是直肠末段绕过尾骨尖转向后下方形成的凸向前方的弓形弯曲，距肛门 3～5 cm。在冠状面上也有 3 个凸向侧方的弯曲，但不恒定，一般中间较大的一个凸向左侧，上、下两个凸向右侧。当临床进行直肠镜、乙状结肠镜检查时，应注意这些弯曲部位，以免损伤肠壁。直肠上端与乙状结肠交接处管径较细，向下肠腔显著膨大，称为直肠壶腹。直肠内面（图 1-4）有 3 个直肠横襞

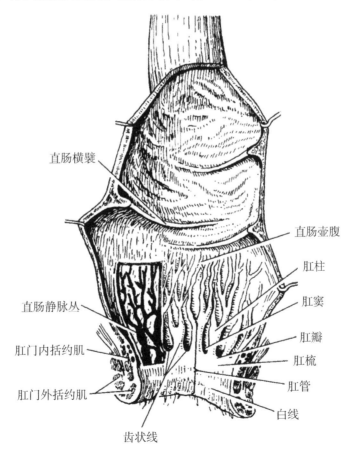

图 1-4　直肠和肛管的腔面形态

5

（Houston 瓣），由黏膜及环行肌构成，具有阻挡粪便下移的作用。最上方的直肠横襞接近直肠与乙状结肠交界处，位于直肠左侧壁上，距肛门约 11 cm，偶见该襞环绕肠腔 1 周，致使肠腔出现不同程度的缩窄；中间的直肠横襞大而明显，位置恒定，通常位于直肠壶腹稍上方的直肠右前壁上，距肛门约 7 cm，相当于直肠前壁腹膜返折的水平，因此，在乙状结肠镜检查中，确定肿瘤与腹膜腔的位置关系时，常以中直肠横襞为标志。最下方的直肠横襞位置不恒定，一般多位于直肠左侧壁上，距肛门约 5 cm。当直肠充盈时，此皱襞常消失。了解上述 3 条直肠横襞的位置，对直肠镜或乙状结肠镜检查具有一定的临床意义。

　　肛管的上界为直肠穿过盆膈的平面，下界为肛门，长约 4 cm。肛管被肛门括约肌所包绕，平时处于收缩状态，有控制排便的作用。

　　肛管内面有 6 ～ 10 条纵行的黏膜皱襞，称为肛柱（图 1-4），儿童时期更清楚，成年人则不明显，内有血管和纵行肌。各肛柱下端彼此借半月形黏膜皱襞相连，此襞称为肛瓣。每一肛瓣与其相邻的 2 个肛柱下端之间形成开口向上的隐窝，称为肛窦，窦深 3 ～ 5 mm，其底部有肛腺的开口。肛窦内往往积存粪屑，感染后易致肛窦炎，严重者可形成肛门周围脓肿或肛瘘等。

　　通常将各肛柱上端的连线称为肛直肠线，即直肠与肛管的分界线；将连接各肛柱下端与各肛瓣边缘的锯齿状环行线称为齿状线。齿状线以上肛管由内胚层的泄殖腔演化而来，其内表面为黏膜，黏膜上皮为单层柱状上皮，癌变时为腺癌；齿状线以下肛管由外胚层的原肛演化而来，其内表面为皮肤，被覆上皮为复层扁平上皮，癌变时为鳞状细胞癌。此外，齿状线上下部分的肠管在动脉来源、静脉回流、淋巴引流及神经分布等方面都不相同。在齿状线下方有一宽约 1 cm 的环状区域，称为肛梳（或称为痔环），表面光滑，因其深层有静脉丛，故呈浅蓝色。肛梳下缘有一不甚明显的环行线，称为白线。该线位于肛门外括约肌皮下部与肛门内括约肌下缘之间的水平，故活体肛诊时可触知此处为一环行浅沟，即括约肌间沟。肛门是肛管的下口，为一前后纵行的裂孔。肛门周围皮肤富有色素，呈暗褐色，成年男子肛门周围长有硬毛，并有汗腺（肛周腺）和丰富的皮脂腺。

肛梳部的皮下组织和肛柱部的黏膜下层内含有丰富的静脉丛，有时可因某种病理而形成静脉曲张，向肛管腔内突起形成痔。发生在齿状线以上的痔称为内痔，发生在齿状线以下的痔称为外痔，也有跨越于齿状线上下的痔，称为混合痔。因为神经的分布不同，所以内痔不疼，而外痔常感疼痛。

（李剑锋　张常华）

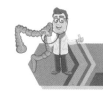

肠道的胚胎发育

　　人胚第2周三胚层建立后，内胚层在卵黄囊的顶壁。胚胎不断发育，将卵黄囊包卷，胚体由盘状变成圆管状，卵黄囊顶部的内胚层被包卷入胚体内，随后成为两端封闭的管状，这是消化器官的原基，称为原肠。卵黄囊的末端仍为囊状，并有一狭窄的卵黄囊柄与原肠相连，将盲管的原肠分为前、后两端，即前肠和后肠。腹侧尾端内胚层突出的盲管直接插入体蒂内，称为尿囊。后肠尾端扩大的盲囊，称为泄殖腔。在尾突出现时，后肠末端伸入尾突内，称为尾肠。中间与卵黄囊相通的部分称为中肠。内胚层主要分化生成消化管（从咽到直肠）的上皮及膀胱、尿道、肺泡等的上皮；中胚层演变成横纹肌、平滑肌，以及血管、子宫、阴道等的上皮；外胚层演变成人体表皮、神经组织、肛门和男性尿道末端的上皮等。

　　泄殖腔的分隔：胚胎发育到第5周（7.5 mm），泄殖腔两侧外面的中胚层呈纵行的凹沟，与内胚层增生的脊相融合成尿直肠隔，此隔不断向尾端推进，最后与泄殖腔膜相连，将泄殖腔分隔成背腹互不相通的两腔，背侧为原始直肠，腹侧为尿生殖窦，泄殖腔膜也被分隔成背侧的肛膜和腹侧的尿生殖膜。尿直肠隔分别参与了尿生殖窦的背侧壁和直肠腹侧壁的组成。直肠分化完成后，尿直肠隔上连膀胱直肠（女性子宫直肠）陷窝，下连会阴组织，即成人的腹膜会阴隔。胚胎第 7 周，鞍状的中胚层向下生长，使尿生殖窦和后肠之间的裂纹加深，形成狭小的泄殖腔管，将尿生殖窦和尾肠完全隔开，尿生殖窦发育成膀胱等，尾肠向会阴部伸展发育成为直肠（图 2-1）。到第 9 周出现原始会阴，尿生殖膜与肛膜之间有间质相隔，第 12 周时会阴向后迅速生长，使肛门移到正常位置。

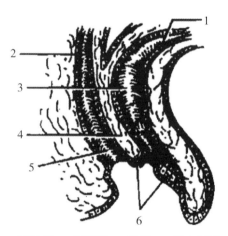

1.脐尿管；2.胃肠道；3.膀胱；4.尿直肠隔；
5.直肠；6.泄殖腔膜

图 2-1　胚胎第 7 周

外括约肌的生成及肛管直肠融合套叠学说：外括约肌起源于泄殖腔膜两侧的中胚层组织。第 8 周时出现环绕泄殖腔周围的皮肌形态，即为原始的泄殖腔括约肌。第 12 周会阴中央带形成，将直肠从尿生殖结构中分离出来，亦将

9

泄殖腔括约肌分割成前方的尿生殖括约肌和后方的肛门外括约肌。但组成盆底围绕肛管周围的肛提肌不是来源于泄殖腔括约肌，而是来自脊柱尾部的肌节。胚胎第 7 周外胚层形成一凹陷，称为原肛。原肛由肛门括约肌围绕，继而在中央出现数个结节状的肛突融合成脐状，最后形成肛管，借肛膜与原始直肠相隔，肛膜上方为内胚层，下方为外胚层。第 8 周肛膜破裂，原肛和直肠相通，成为正常的肛管直肠。原肛出现后向上套入后肠的下端，在套叠间形成 2 个环状的间隙，内侧为肛直窦，外侧为肛旁隙。肛直窦是后肠黏膜的折叠部分，肛旁隙位于肛管上皮与肛直窦之间（图 2-2）。以后肛直窦闭合，肛管外移，直肠壁与

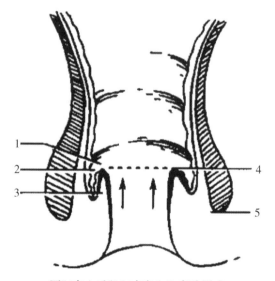

原肛套入后肠肛直窦和肛旁隙形成
1.肛瓣；2.肛直窦；3.肛旁隙；
4.原肛；5.后肠下端

图2-2 肛旁隙的形成

肛旁隙融合，肛旁隙消失，肛管腔变宽，肛管形成。故肛管直肠没有一个清楚的分界线，而是鳞状上皮和柱状上皮交错的肛管直肠过渡区。由于此区结构复杂，因此肛管、直肠疾病的发病率也高。如泄殖腔分隔不全，可形成直肠与膀胱、尿道或阴道瘘；肛管与直肠融会贯通不全，可形成肛门狭窄或闭锁等。

结肠的生成：胚胎第 4 周，胃幽门至泄殖腔整个消化道为一直管，由腹背系膜悬挂于腹腔的正中线上，它分前肠、中肠、后肠。中肠生长快，第 5 周后卵黄囊蒂脱离肠襻逐渐消失，如未完全消失，日后则形成 Meckel 憩室，多位于距回盲瓣 25 ～ 100 cm 处，男多于女。第 5 ～ 10 周中肠的两端已固定，上方固定在十二指肠上段，下方固定在中肠、后肠交界处，这两点间形成十二指肠结肠峡，从腹主动脉发生的肠系膜上动脉经十二指肠峡到肠襻的顶部，再分支到肠襻的头支和尾支。肠襻头尾支以肠系膜上动脉为中心，从腹面观逆时针旋转 90°，结果肠襻的头支转向右下，尾支转向左上，从而建立了大小肠在腹腔中的位置。头支急剧生长形成空肠、回肠，尾支形成右半结肠、盲肠和阑尾。后肠形成左半结肠和直肠。如肠旋转不良可出现高位盲肠（在肝区）或低位盲肠（在盆腔）等。

（李剑锋　张常华）

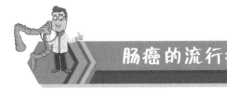

肠癌的流行病学

在全球范围内，结直肠癌是最常见的恶性肿瘤之一，发病率排名第2位，并且发病率有逐渐上升的趋势。在欧洲，结直肠癌比肺癌和乳腺癌更为常见。在国内，结直肠癌也是常见的恶性肿瘤之一。

流行病学是一个医学术语，简单说就是一种疾病在地区和人群中的分布规律。结直肠癌的发病率有较大的地区差异，欧洲西部和北美是高发地区，其次是东欧，发病率最低的地区是南美、非洲和亚洲。然而，随着社会的发展，这些低发病率的地区，结直肠癌的发病率也在逐渐增高，与生活和饮食西化有密切的关系。在国内，结直肠癌的发病率也在逐渐升高，以经济发达的地区更明显。根据目前的统计资料，总结结直肠癌的流行病分布具有如下特点。

>>>> 一、地理分布

结直肠癌在经济发达的地区发病率高，城市发病率比农村高，在国内地理分布上还有一个特点，就是北方发病率比南方高，沿海发达地区比内地欠发达地区发病率高。

>>>>> 二、年龄和性别因素

结直肠癌的发病率随年龄的增加而上升，男性的发病率较女性高，常见发病年龄为 60～69 岁，40 岁以内的发病率低。

>>>>> 三、癌肿在结直肠不同部位的分布

约50%的结肠癌分布在乙状结肠，25%的分布在右半结肠（盲肠和升结肠），余下25%依次分布在横结肠、脾曲、降结肠、肝曲等；直肠癌的发病部位以靠近肛门的部位居多，即低位直肠癌比例较高。但是，目前这个发病部位正在发生变化，右半结肠的比例显著增高。同时，直肠癌的发病部位也在发生变化，低位直肠癌出现减少的趋势，而高位直肠癌开始增多，呈现发病部位向结直肠近端转移的特点。

>>>>> 四、多源发癌

结直肠是一个长度较长的管道形空腔器官。在结直肠，可以在不同部位同时或先后发生 2 个或多个不同病理类型的癌肿，在第 1 个癌肿发现 6 个月内出现的第 2 个不同类型癌肿被定义为同时多源发癌，6 个月以后出现的第 2 个不同类型癌肿被定义为异时多源发癌。

（李　亮　张常华）

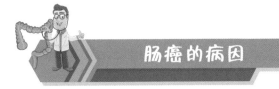

肠癌的病因

在移民流行病研究中发现，从结直肠癌发病率低的地区迁到发病率高的地区，第1代移民和第2代移民的发病率都比迁出地区高，是环境（包括饮食的变化）因素致癌最有力的证据。有些类型的结直肠癌具有遗传或在一个家族内集中发病的特点，提示遗传因素也是病因之一。结直肠癌的发生是遗传和环境因素等多因素综合作用的结果，现代医学对结直肠肿瘤的基本发病过程有比较明确的了解，对疾病的不同阶段定义比较明确，但还不完全明了，随着研究的深入，特别是分子生物学等先进技术的进步和应用，对结直肠癌的认识将更加完整。

>>>> 一、膳食因素

西式的饮食结构与结直肠的发病具有较高的相关性，与西方人红肉摄入多、纤维素摄入少有关，而谷物、蔬菜等膳食纤维含量高的食物摄入量与较低的发病率有关。根据膳食调查研究，可以发现与结直肠癌的发生在统计学上有关的一些因素，需要注意的是这些调查研究的结果是统计学计算上的数学关系，并不等同于真正的病因，但是对预防结直肠癌有重要的参考意义。

1. 膳食纤维

膳食纤维在肠道中难以消化，可以增加大便的体积，加快结肠内物质的转运速度，减少致癌物质与黏膜的接触时间，从而降低癌变的概率。目前，还没有科学研究有直接证据证明膳食纤维的作用，但大量调查得出膳食纤维对减少结直肠癌发病率有正面意义的结论，对预防结直肠癌仍有重要的参考意义。

2. 动物脂肪、红肉

动物脂肪是一种饱和脂肪酸，红肉一般是指猪、牛、羊等的肉类，而鸡、鸭、鹅等的肉类则为白肉。富含动物脂肪和红肉的饮食也是结直肠癌的一个重大危险因素。根据统计，脂肪和红肉的消费量大的人群结直肠癌的发病率更高。然而，不同的调查也得出不同的结论，在低发病率的国家，如芬兰，脂肪和肉类的摄入量与结直肠癌的发病率之间没有明确的关系。

3. 食品的加工及保存因素

咸鱼、咸菜等食物含有亚硝酸盐等致癌物质。煎炸食品、过度加工食品、过熟食品，可能会比其他加工技术生产的食品产生更多的致癌物质，如广东人喜欢的老火靓汤即属于过熟食品。

4. 其他膳食因素

过量饮酒被认为是一种可能导致肠癌的危险因素，饮茶有利于减少结直肠癌的发病率，低钾饮食可能会增加息肉发生恶变的可能性。缺硒或锌、高氟、低叶酸、低蛋氨酸饮食的人群结直肠癌发病风险增加。维生素 A、C、E 可减少癌症的发生。胆汁酸对结直肠黏膜有直接的毒性作用，从而促进结直肠癌的发生。胆囊切除术改变了胆汁酸的肝肠循环，也会增加结直肠癌的发病风险。增加口服钙剂可以减少结直肠癌的发病风险，因为钙可以与胆汁酸结合，减少胆汁酸的不利影响。此外，在考虑膳食因素对结直肠癌的影响时，也要考虑环境污染对食物品质的影响，以及食品经营加工过程中的不诚信因素。

>>>> 二、吸烟

吸烟几乎是各种癌症的病因之一，烟草燃烧后产生的尼古丁等物质是强烈的致癌物质。与不吸烟者相比，长期吸烟者的结直肠癌发病风险增加。

>>>> 三、药物因素

阿司匹林和其他非甾体抗炎药可以干扰结直肠新生物的发展，如息肉，从而减少结直肠癌的发生，长期使用低剂量的阿司匹林可以减少结直肠癌的发生。

>>>> **四、遗传因素**

与普通人群相比，结直肠癌患者的亲属患此病的风险增加 2～4 倍。特殊类型的结直肠癌的遗传因素更加明显，如家族性腺瘤性息肉病和遗传性非息肉性结肠癌。

>>>> **五、炎症性肠病**

炎症性肠病包括克罗恩病和溃疡性结炎两种疾病，是一种自身免疫性疾病，以肠道黏膜的多发溃疡为主要的病理特征。炎症性肠病也是结直肠癌的危险因素，风险的大小与发病年龄、病变范围、活动性病变持续的时间等有关。

>>>> **六、其他因素**

引发结直肠癌的因素是多样的和综合的，缺乏运动、糖尿病、输尿管结肠造口手术、放射治疗或放射接触等，都被认为是结直肠癌的危险因素。

（李　亮　张常华）

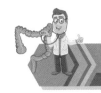

肠癌的高危人群

结直肠癌的个体风险由遗传因素和环境因素决定。结直肠癌是一种常见的恶性肿瘤,与其他疾病不同的是它有一个可识别的早期阶段和定义明确的自然病程;早期发现通过手术等治疗可以治愈,治疗效果远比晚期发现好;有多种手段可以用于肠癌的早期发现,并且费用不高,风险不大,检出效果好。根据发生结直肠癌风险的高低,一般将人群分为高度危险人群、中度危险人群和低度危险人群。

>>>> 一、高度危险人群

高度危险人群包括家属患有两种主要遗传性结直肠癌的家族人群,分别为家族性腺瘤性息肉病和遗传性非息肉性结直肠癌,都是常染色体的显性遗传病,有血缘关系的家族成员发病风险高。如果家族性腺瘤性息肉病不加干预,任其自然发展,45 岁之前几乎会全部癌变。早期治疗和定期检查,可以达到最大的疗效。对于该病家族内的个体,应该从青少年时期就开始进行检查,并持续终身。对于遗传性非息肉性结直肠癌的诊断有其特殊性,根据阿姆斯特丹标准进行诊断（表5-1），其家族成员应从30岁开始检查，至少持续至70岁。女性患者同时例行做妇科检查，包括子宫内膜的采样活检和卵巢的超声检查。

表5-1　阿姆斯特丹诊断标准

序号	阿姆斯特丹诊断标准（修订版）
1	家族中至少有3例结直肠癌或与遗传性非息肉性结直肠癌相关的癌症患者
2	1个患者与其他2个患者是直系亲属
3	家族中至少2代人连续发病
4	至少有1个患者确诊年龄小于45岁
5	排除家族性腺瘤性息肉病的诊断

>>>> 二、中度危险人群

中度危险人群包括那些不只1名亲属发病的家族，或者有1个年龄不超过45岁患者的家族，但没有达到阿姆斯特丹的诊断标准，是一个更大数量的人群。根据家族亲属的数量、血缘关系的远近、发病年龄等进行综合风险评估，定期进行结肠镜检查。

>>>> 三、低度危险人群

一般而言，低度危险人群包括家族内没有发现结直肠癌病例，或者只有 1 个 45 岁以上的亲属发病或 2 个超过 70 岁的亲属发病的人群。

这些风险的分级是基于遗传因素的分级，但是结直肠癌的发病是环境和遗传等多因素作用的结果，风险的评估最好是根据医生的评估确定。

（李　亮　张常华）

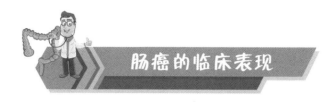

肠癌的临床表现

肠癌起病隐匿，患者早期常可仅有粪便隐血阳性，随病情进展可出现下列临床表现。

>>>> 一、排便习惯与粪便性状改变

多表现为大便带血，如擦便纸带血，或者大便后肛门滴血，或有脓血便，伴里急后重，即排便完之后仍有排便急迫感。部分患者表现为顽固性便秘，大便变细。也可表现为腹泻与糊状便，或腹泻与便秘交替。

>>>> 二、腹痛或腹部不适感

多见于右侧结肠癌。表现为右腹钝痛，疼痛可放射至其他邻近部位。部分患者疼痛感在进食后明显。也可仅表现为腹胀。若肿瘤较大，可能堵塞肠腔并发肠梗阻，此时患者腹痛加重或为阵发性绞痛。

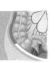

>>>> **三、腹部肿块**

部分患者可以触摸到腹部包块，肿瘤较大者甚至可能
仅从腹部外观就可以发现有局部的隆起。

>>>> **四、直肠肿块**

多数直肠癌患者经直肠指检可以发现直肠肿块，质地
坚硬，表面呈结节状，肠腔狭窄，指检后的指套上有血性
黏液。

>>>> **五、全身情况**

肿瘤表面不断被摩擦可能导致长期慢性失血，病程中
可有贫血。肿瘤细胞可分泌多种活性物质，部分可引起发
热，多见于右侧肠癌。恶性肿瘤为消耗性疾病，可有进行
性消瘦、恶病质、腹水等。

左、右侧肠癌临床表现有一定差异。一般右侧肠癌以
全身症状、贫血和腹部包块为主要表现，左侧肠癌则以便
血、腹泻、便秘和肠梗阻等症状为主。并发症见于晚期，
主要有肠梗阻、肠出血及癌肿腹腔转移引起的相关并
发症。

（彭晓华　张常华）

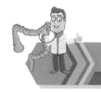

肠癌的早期诊断

早期诊断对于改善肠癌的预后十分重要，身体出现异常信号时千万别逞强哦！当出现如排便习惯与粪便性状改变、腹痛、贫血等表现时，需提高对结肠癌的警惕性，及早进行结肠镜检查，这是早期诊断的关键。

>>>> 一、粪便隐血检查

留取大便即可，方法简便易行，可作为普查筛检或早期诊断的线索。但注意有假阳性的可能，留取前避免进食动物血、绿叶菜，必要时多次留取。若多次留取仍提示异常，建议完善进一步检查。

>>>> 二、结肠镜检查

通过结肠镜能直接观察全大肠的肠壁、肠腔的改变，并确定肿瘤的部位、大小，初步判断浸润范围，取病理活检可获确诊。目前，有普通肠镜及麻醉肠镜，麻醉肠镜痛苦较小，但存在麻醉意外风险。结肠镜前3天尽量进食少渣食物，需提前进行肠道准备。现大多数医院已有完善的胃肠镜检查措施。

>>>>> 三、X 线钡剂灌肠

最好采用气钡双重造影，可发现充盈缺损、肠腔狭窄、黏膜皱襞破坏等征象，显示癌肿部位和范围。有些患者肿瘤较大可能已经引起肠腔狭窄，无法顺利完成肠镜检查，对结肠镜检查因肠腔狭窄等未能继续进镜者，钡剂灌肠对肠镜未及肠段的检查尤为重要。

>>>>> 四、腹部 CT 检查

虽然行 CT 检查有辐射，但量不大，非频繁检查影响还是不大的，大家不必过分担心。如果加做增强检查需注意有无对比剂过敏。CT 主要用于了解肠癌肠外浸润及转移情况，即使已经行肠镜检查仍建议完善，有助于进行临床病理分期，以制订治疗方案，对术后随访亦有价值。

>>>>> 五、血清 CEA

抽血即可检查，血清癌胚抗原（carcinoembryonic anti-gen，CEA）升高提示肿瘤，虽然特异性不高，但对于未完善肠镜、腹部 CT 检查的患者肿瘤初筛有一定的价值，如果有明显异常提示需注意肿瘤的可能。另外，CEA 的定量动态观察，对肠癌手术效果的判断与术后复发的监视均有价值。

对 40 岁以上具有下列高危因素者：大肠腺瘤、有家族史如大肠息肉综合征或家族遗传性非息肉肠癌或一级血缘亲属中有肠癌者、溃疡性结肠炎等，应进行长期随访，可定期肠镜检查。

（彭晓华　张常华）

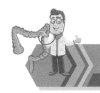

肠癌的外科治疗

　　肠癌包括结肠癌和直肠癌，是我国最常见的恶性肿瘤之一。随着对其研究的深入，以及手术器械的发展和手术技术的提高，各种新技术、新疗法不断出现。除手术外，还包括化疗、放射线治疗、免疫治疗、生物靶向治疗等。然而，就目前情况来看，手术仍是治疗肠癌最有效的方法。肠癌手术的基本原则与肿瘤手术的基本原则一致，概括起来说，就是根治性、安全性、功能性"三性"原则。其中，在肿瘤能够切除的情况下，首先要求遵循根治性原则，其次考虑到安全性，最后才尽量考虑功能性（如保证肛门功能）原则。肠癌的手术根据所采用的手术器械的不同可分为经典的开腹手术和腹腔镜或机器人的微创手术。近年来，大量研究已证实腹腔镜结直肠肿瘤手术是安全有效的，其创伤小、出血少，术后患者恢复快，同时还证实其远期效果（如5年生存率）与开腹手术相比无差别。因此，除少部分肿瘤太大、术前有肠梗阻、腹腔粘连严重者外，大部分结直肠癌患者均可采用腹腔镜手术。根据手术对肿瘤的根治程度分为根治性手术、姑息性手术。根治性肠癌切除手术步骤主要包括：①充分切除原发肿瘤；②清扫肿瘤相关区域的淋巴结；③消化道的重建。姑息性手术主要针对晚期肿瘤：①仅切除原发肿瘤，解决梗阻、出血等并发症；②原发肿瘤难以切除，仅做肿瘤近端肠管造口或肿瘤远近段肠管吻合。

>>>> 一、结肠癌的外科手术治疗

结肠癌患者术前依据其病史、肠镜检查、病理学检查及影像学检查结果来判定肿瘤的浸润深度、是否有淋巴结转移和远处转移。医生会对肿瘤进行初步分期，包括 I 期、II 期、III 期和 IV 期。不同分期的结肠癌的手术方式不同。

1. I 期结肠癌

I 期结肠癌可行内镜下黏膜切除（endoscopic mucosal resection，EMR）或内镜下的黏膜下切除（endoscopic submucosal dissection，ESD）术。若术后证实肿瘤已浸润至黏膜下层或更深，则加行结肠癌根治术，具体同 II 期和 III 期肠癌治疗。

2. II 期和 III 期结肠癌

II 期和 III 期结肠癌常采用肿瘤根治性的切除，根据癌肿所在部位确定根治切除范围及其消化道重建方式。若肿瘤位于盲肠、升结肠、结肠肝曲、横结肠右侧半，则行根治性右半结肠切除术或扩大右半结肠；若肿瘤位于横结肠

左侧半、结肠脾曲、降结肠，则行根治性左半结肠切除术或扩大左半结肠；若肿瘤位于横结肠，则行根治性横结肠切除；若肿瘤位于乙状结肠，则行根治性乙状结肠切除或左半结肠切除。具体见图 8-1 至图 8-6。

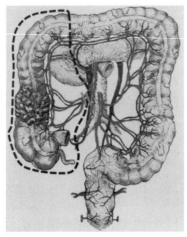

图 8-1　右半结肠切除范围

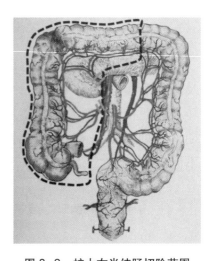

图 8-2　扩大右半结肠切除范围

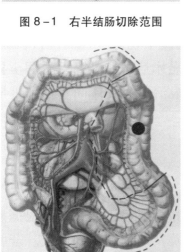

图 8-3　左半结肠切除范围

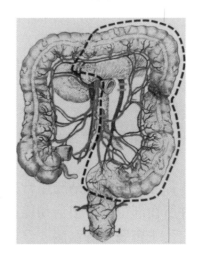

图 8-4　扩大左半结肠切除范围

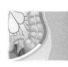

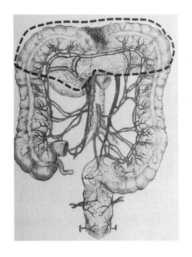

图 8-5　横结肠切除范围

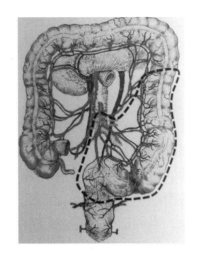

图 8-6　乙状结肠切除范围

3. Ⅳ期结肠癌

当患者出现肠梗阻、严重肠出血时，暂不做根治手术，可行姑息性切除，缓解症状，改善患者生活质量。若肿瘤位于盲肠、升结肠、结肠肝曲或横结肠右半，肿瘤可切除，则行姑息右半结肠切除；若肿瘤浸润广泛无法切除，则可行回肠与横结肠的侧侧吻合；若肿瘤位于降结肠、横结肠左半、乙状结肠或直肠，肿瘤如可切除，则行 Hartmann 手术（肿瘤近端结肠造口，远端缝闭），或在切除肿瘤后行远近端肠管吻合 + 回肠末端双腔造口术；若肿瘤浸润广泛无法切除，则行肿瘤近端肠管的双腔造口术。

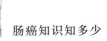

>>>> 二、直肠癌的外科手术治疗

直肠癌在手术前同样要依据其病史、肠镜检查、病理学检查结果、影像学检查结果来判定其肿瘤浸润深度、有无淋巴结转移及远处转移，从而对肿瘤进行临床初步分期，包括Ⅰ期、Ⅱ期、Ⅲ期和Ⅳ期。根据其分期选择合适的治疗方案和手术方案。另外，直肠癌与结肠癌不同的是，当肿瘤下缘距肛门距离小于 5 cm 时，存在是否保留肛门的问题。因此，直肠癌在选择手术方式时还需要仔细测量肿瘤下缘距肛缘或齿状线的距离。

1. Ⅰ期直肠癌

Ⅰ期直肠癌可行内镜下 EMR/ESD 术，或行经肛门微创手术（transanal endoscopic microsurgery，TEM），或行经骶尾肿瘤局部切除术。若肿瘤距肛缘 8 cm 以内，也可直接行经肛门切除术。若术后证实肿瘤分化差，恶性程度高，或已浸润至黏膜下层或更深，则加行直肠癌根治术，具体同Ⅱ期和Ⅲ期结肠癌治疗。

2. Ⅱ期、Ⅲ期直肠癌

行直肠癌根治术必须遵循全直肠系膜切除（total meso-rectal excision，TME）原则，直肠癌手术方式可分为保肛手术和非保肛手术。保肛手术主要有：直肠前切除术（low

30

anterior resection，LAR）或 Dixon 术（适用于肿瘤下缘距肛门 5 cm 以上者）、经括约肌间超低位直肠前切除术（intersphincteric resection，ISR）（适用于肿瘤下缘距肛门2 cm 以内的早、中期癌）、直肠癌切除结肠肛管吻合术（Parks 手术）（适用于肿瘤下缘距肛门 2 cm 以内的早、中期癌）等。不保肛手术：经腹会阴联合直肠癌切除术（Miles 手术/APR）（适用于肛管癌或距肛缘 5 cm 以内的直肠癌）。对于Ⅲ期直肠癌，尤其是低位直肠癌，最好术前先行放射治疗、化学治疗，缩小肿瘤，降低局部肿瘤分期，再行根治性手术治疗，不仅可提高肿瘤根治性切除率，更可提高保肛率。

3. Ⅳ期直肠癌

当患者出现肠梗阻或穿孔等并发症时，需行肿瘤姑息切除术（如 Hartmann 术），或肿瘤近端肠管双腔造口术。待患者全身情况好转后，再行放化疗或其他支持治疗。

（吴文辉　张常华）

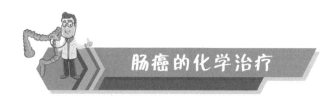

肠癌的化学治疗

>>>> 一、基本概念

对于癌症患者来说，化疗就是用药物治疗癌症。外科手术和放射疗法是在一定范围内切除、杀死或破坏癌细胞，是较为有效的局部治疗手段。化疗能够杀死已经扩散、转移到远离原发肿瘤部位的癌细胞，是有效的全身治疗方式。

>>>> 二、化疗的目标

采用化疗，患者一定要了解治疗决策的目的。

1. 治愈癌症

医学上的癌症治愈是指在治疗后 5 年内不复发。在某些情况下，化疗可以达到治愈的目的，即癌症被消灭而且不会复发。但对于肠癌，化疗更多是联合手术和/或放疗来实现治愈的手段。

2. 辅助治疗

化疗在手术治疗之前或之后给予。手术之前的化疗称为新辅助治疗，目的是缩小肿瘤，使手术更为有效或易于实施。如果化疗是在手术之后给予，称为辅助治疗，目的是杀死肉眼和影像检查不能发现的残留癌细胞。

3. 控制癌症

化疗用来缩小肿瘤、阻止癌症的生长和扩散，目的是控制疾病、提高患者生存质量。在这种情况下，癌症并没有完全消失，但得到了有效控制和管理，即我们常说的"带瘤生存"。

4. 姑息治疗

通过化疗来缓解癌症引起的症状就是所谓的姑息性化疗。用于较晚期的肠癌患者，治疗的目的是改善生活质量或帮助患者感觉更好。例如，化疗可以通过缩小瘤体缓解肿瘤引起的疼痛感和局部压迫症状。

>>>> 三、方案的制订

大部分情况下由肿瘤内科的医生进行化疗，但也可以由外科医生或放疗科医生进行方案的制订。肠癌可以用单一的化疗药物治疗。例如，单药 5-FU 注射或卡培他滨单药口服。也可以几种药物按一定的顺序或某种组合使用，称为联合化疗。例如，由 5-FU、奥沙利铂和伊立替康等组成的不同化疗方案，如常用的 FOLFOX、XELOX、FOLFI-RI 等两药或三药联合方案。专业医生会根据患者的病理分型和分期，以及患者的年龄、整体健康情况，综合考虑这些因素，选择不同的药物组合和疗程，为患者制订一个最适合的治疗方案。

>>>> 四、化疗日程

1. 肠癌术后辅助化疗

化疗通常在术后 4 周左右开始，具体化疗周期因不同方案而不同。如果术前未接受过化疗，通常建议术后完成 3 ~ 6 个月的辅助化疗，医生会根据患者的具体情况制订最适合的化疗方案。

2. 肠癌术前化疗

该化疗为新辅助化疗，1 个周期给予 1 个或多个药物的剂量，随后几天或几周不接受治疗。通常化疗结束后休息 4 ~ 6 周，一方面等待肿瘤退缩，另一方面使正常细胞有一定时间从药物的副作用中恢复。4 ~ 6 周后接受手术治疗。

>>>> 五、肠癌患者常用的化疗药物

1. 奥沙利铂（Oxaliplatin）

奥沙利铂属于烷化剂，通过破坏 DNA 阻止细胞再生，作用于细胞周期的各个阶段。

2. 5－氟尿嘧啶（5-FU、5-fluorouracil）

5－氟尿嘧啶属于抗代谢药物，通过替代 DNA 和 RNA 的构造来干扰 DNA 和 RNA 的生长，作用于细胞染色体复制阶段。口服剂型为卡培他滨（capecitabine）。

3. 伊立替康（Irinotecan、CPT-11）

伊立替康属于拓扑异构酶类，通过分离 DNA 的组成部分使它们不可以复制。

4. 靶向药物

靶向药物比传统化疗药物更能有针对性地攻击癌细胞，可以作为主要治疗的一部分，也可以用于治疗后控制癌症以防止复发。肠癌目前常用的靶向药物主要有抗上皮生长因子受体 EGFR 的西妥昔单抗和针对血管上皮生长因

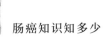

子受体 VEGFR 的贝伐单抗，主要用于转移性肠癌和晚期
患者。

>>>> 六、化疗的给药方式

1. 口服化疗

肠癌患者常用的口服化疗药为卡培他滨，口服化疗通
常可以在家里完成。但需要医生根据患者的体表面积为患
者制定最合适的准确剂量。

2. 静脉化疗

大多数化疗药物通过一个微小的、柔软的塑料导管进
入血管，叫作静脉注射治疗。可以通过注射器在几分钟内
迅速注入药物，即所谓的 Ⅳ 推送；静脉输液可能持续几个
小时，可以通过静输电子泵来控制流量。

另一种选择是中心静脉导管（central venous catheter,
CVC），可以持续留置，避免每次化疗针扎和化疗药物对
皮肤及静脉刺激带来的痛苦。

3. 动脉给药

通过肿瘤的主要供血动脉注入化疗药物，治疗单个区
域，例如，肝转移病灶。这种方式有助于减轻药物对患者

全身的影响，称为区域性化疗。

4．腔内化疗

化疗药物通过导管进入一个封闭的区域，例如，人体的腹腔，称为腹腔化疗。

>>>> 七、什么导致了化疗副作用

化疗药物药性非常强，能够杀死快速生长的肿瘤细胞。但由于药物流经全身各处，也会影响正常健康的细胞，从而导致副作用的发生。通常，最易被化疗损伤的正常细胞包括骨髓造血细胞、口腔消化道和生殖系统细胞，以及毛囊。

>>>> 八、常见的化疗副作用及应对措施

1．恶心和呕吐

恶心和呕吐是最常见的化疗副作用。通常在化疗后几个小时内发生，持续时间很短。特殊情况下，也可能持续几天。应对恶心和呕吐的建议：①饮用大量的水或其他液体，包括饮用水、果汁、姜汁、茶和运动饮料，这有助于防止脱水。②避免某些食物。忌油腻、油炸、甜或辛辣的刺激性食物，尽量避免生冷食物。③根据各人的情况采用

可能有帮助的辅助方法。针灸可能缓解某些人由化疗引起的恶心和呕吐。尝试深呼吸和其他方式，如听音乐、看书和冥想。④在咨询医生的前提下服用药物（如 5-HT3 受体拮抗剂、神经激肽 NK1 受体拮抗剂等），改善症状。

2. 脱发

一些化疗可能会使患者的头发脱落，但不是所有的化疗药物都有这种副作用。应对脱发的建议：①用温和的洗发水洗头，降低洗发频率，洗发后用软毛巾擦干，避免使用吹风机；②剪短头发，便于处理；③保护和照顾好头皮，户外采取涂抹防晒霜或配戴帽子、围巾等防晒保护措施；④通常治疗结束后 2～3 个月，头发会开始长回来，请温柔对待，避免过多地梳头发、卷曲和使用吹风吹头发，随着时间的推移，头发会回到治疗前的状态。

3. 口腔和皮肤的变化

一些化疗药物会引起口腔和咽喉溃疡，每餐后一定要清洁牙齿，做好口腔护理。少数患者可能会出现皮肤发红、瘙痒、脱皮、痤疮和色素沉着等，通常不需特殊处理。应对措施：①避免酸性或碱性食物和饮料，如柑橘果汁、腌渍食品、番茄类食品和一些罐装肉肠；②选择柔软、温暖的食物，避免冷食和粗糙食物，如干面包等；③避免刺激性食物，如辣椒、咖喱、肉豆蔻和胡椒等；④定期用一茶匙小苏打和 250 mL 水混合漱口，或是用盐水漱口，防止感染和改善口腔、咽喉问题。

4. 便秘

化疗时由于体力活动的减少可能会使肠管蠕动变慢，导致便秘。应对措施：①在医生无特别建议的前提下，每天饮用 8 ～ 10 杯液体（包括水和其他有热量的饮料）。②限制会造成胀气的食物和饮料，包括碳酸饮料、干豆、豌豆和洋葱。③多吃高纤维和未经细加工的食物，如全麦面包、谷物、水果和高纤维蔬菜。④若需泻药需咨询医生。如果 3 天以上没有排便，请马上联系医生。

5. 腹泻

化疗药物可能会引起腹泻。腹泻俗称拉肚子，指排便次数明显超过日常频率，一般每天排便 3 次以上，粪便稀薄松软，水分增加，严重的为水样便，甚至伴有脓血。应对措施：①每天饮用足够多的液体（同前），虽不能停止腹泻，但可补充腹泻流失的液体；②饮食遵循三个原则，即少食多餐，高钾高钠、低纤维饮食，避免加重腹泻的食物和饮料；③照顾好会阴部皮肤，避免用力擦拭造成的损伤；④若腹泻严重或持续时间较长，则要联系医生及时接受治疗。

6. 周围神经病变

肠癌的化疗，尤其是奥沙利铂的应用，可能会引起周围神经病变，表现为手脚等肢端麻木、针刺的感觉，不能感受到热或冷的刺激，对疼痛刺激感觉下降，有时会有肌肉抽搐和抽筋。应对措施：①天气寒冷时，注意手和脚的保暖；②在厨房和浴室注意保护自己，避免因对热刺激不敏感而导致烫伤；③可在医生的建议下，使用一些中药洗手液和泡脚液；④情况严重时终止用药。

7. 化疗导致的骨髓变化

骨髓是生成血细胞（包括红细胞、白细胞和血小板）的地方，受化疗的影响，患者的血细胞计数可能下降。化疗过程中，骨髓可能不能制造足够的红细胞，这被称为贫血，会让患者感觉虚弱、疲倦、嘴唇及面色略显苍白；化疗降低了白细胞的数量，建议患者远离感冒和发烧的人群，避免去人多的地方，尽量多洗手；骨髓不能制造足够的血小板，患者的凝血功能可能会受影响，生活中尽量避免受伤，刷牙选择软毛牙刷，避免刷牙太用力导致牙龈出血，以及避免使用阿司匹林或布洛芬等增加出血风险的药物，如要使用须咨询医生。

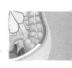

>>>> **九、化疗后的常见症状**

（1）发烧38 ℃或更高。

（2）出血不止或不明原因的瘀伤。

（3）皮疹或过敏反应，如口腔或咽喉肿胀疼痛，吞咽或呼吸困难。

（4）剧烈寒战。

（5）化疗部位或导管部位疼痛、红肿。

（6）呼吸急促或呼吸困难。

（7）长期腹泻或呕吐。

（8）小便出血或浑浊，或便血，或经期出血量很大及超过正常天数。

（9）头痛或视力变化。

大多数化疗副作用都有办法得到改善，如果在化疗期间有以上任何症状，请患者马上联系医生。

（于志伟　张常华）

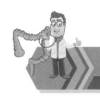

肠癌的放射治疗

>>>> 一、基本概念

放疗是通过高能射线的电离辐射作用杀死癌细胞来治疗肿瘤。放疗手术、化疗并列为治疗肠癌的三大手段。X射线、γ射线和带电离子（如电子、质子和重离子）是用于癌症放疗的常见辐射类型。

>>>> 二、放疗如何杀死癌细胞

放疗通过破坏DNA来杀死癌细胞。放疗既可以直接破坏DNA，也可以通过在细胞内产生带电基团，如自由基，从而间接破坏DNA。当DNA受损无法修复时，癌细胞停止分裂或死亡，死亡的癌细胞被身体自然分解和消除。

>>>> 三、放疗是否只杀死癌细胞

如同外科手术会不可避免地切除正常组织，化疗药物会不可避免地杀死正常细胞一样，放疗也会破坏正常细胞，产生副作用。

>>>> 四、放疗的治疗目标

1．根治性放疗

对于一些特殊病理类型的直肠肛管肿瘤或因特殊情况不能手术的早期中低位直肠癌患者，可以首选放疗作为根治治疗。例如，对于直肠肛管鳞状细胞癌，首选放疗治疗可达到根治的目的。

2．辅助性放疗

肠癌患者首选局部肿瘤的治疗方式仍然是外科手术。放疗作为一种辅助治疗，可以在手术前或手术后使用，以提高肿瘤的局部控制率。对于局部晚期的中低位直肠癌患者，通过放疗使肿块缩小，从而获得手术切除的机会。

3．姑息性放疗

姑息性放疗常用于局部肿瘤晚期患者，或已经发生了远处转移的肠癌患者。例如，对于骨转移患者，局部放疗有较好的止痛效果，对于脊椎转移的局部放疗还可预防截瘫的发生。治疗目标不是治愈癌症，而是缓解症状，减轻癌症给患者带来的痛苦。

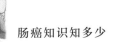

>>>> 五、直肠癌放疗的适应证

（1）Ⅱ/Ⅲ期中低位直肠癌的术前放疗。
（2）Ⅱ/Ⅲ期中低位直肠癌的术后放疗。
（3）早期直肠癌经肛切除后的放疗。
（4）局部晚期（T4）的中低位直肠癌的放疗。
（5）局部复发后再治疗的中低位直肠癌的放疗。

>>>> 六、直肠癌放疗的禁忌证

（1）完全性肠梗阻、恶病质不能耐受放疗。
（2）既往曾行盆腔高剂量照射，盆腔部位不能再接受放疗。

>>>> 七、直肠癌放疗与手术的时间间隔

（1）术前放疗者，放疗结束后盆腔处于充血、水肿状态，不宜过早手术。目前，推荐放疗后4～8周进行疗效评估，6～8周行手术治疗。若超过10周，则局部组织的纤维化会增加手术难度。
（2）有术后放疗指征的患者，建议在术后4～8周大便成形、规律后开始放疗。

>>>> 八、直肠癌放疗的常见副作用

①腹泻；②疲劳；③脱发；④性和亲密问题；⑤皮肤变化；⑥泌尿和膀胱变化；⑦放射性肠炎；⑧放射性膀胱炎；⑨生殖功能障碍。

>>>> 九、放疗副作用会持续多久

大多数放疗副作用在放疗结束后就会逐渐消失。有些可能是永久性的，还有一些可能直到放疗结束后才开始出现。如果患者感到副作用严重，放疗医生会根据实际情况采取一定治疗措施来缓解或者暂停放疗。

>>>> 十、如何降低和预防放疗副作用的发生

（1）选择具备严格放疗质量保证和质量控制、治疗经验丰富的放疗中心接受放疗。

（2）选择对直肠癌治疗具有丰富经验的放疗医生和物理师，获得精准定位靶区和优质的放疗计划。

（3）选择合适的射线类型。

（4）选择先进的放疗技术。

（5）同步化疗和靶向药物要精心选择，避免药物毒性加重放疗损失。

（6）骨盆区域接受放疗，可能会导致性和生育能力的

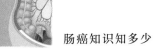

改变。如果有要小孩的计划，需要在治疗前采取措施，例如，冷冻卵子、胚胎或精子等。

（于志伟　张常华）

肠癌的生物免疫治疗

>>>> 一、基本概念

生物免疫治疗是一种自身免疫抗癌的新型治疗方法。它是运用生物技术和生物制剂对从患者体内采集的免疫细胞进行体外培养和扩散后输回患者体内的方法，通过激发、增强自身免疫功能，从而达到治疗肿瘤的目的。生物免疫治疗是继手术治疗、化疗和放疗后的第四大新型治疗模式。

>>>> 二、生物免疫治疗肠癌的功效

（1）有效治疗大多数实体肿瘤，并能消灭对放疗、化疗不敏感及晚期的肿瘤细胞。

（2）利用人体自身细胞杀死肿瘤细胞，无毒副作用。

（3）启动机体免疫系统，恢复机体免疫功能，持久杀伤肿瘤细胞。

（4）提高机体免疫能力，清除体内残留肿瘤细胞和微小病灶。

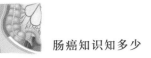

（5）DC 细胞识别、直接吞噬肿瘤细胞，CIK 细胞非特异性杀伤肿瘤细胞。

（6）重建和提高患者全身免疫功能，全面识别、搜索、杀伤肿瘤细胞，有效防止肿瘤复发。

>>>> 三、生物免疫治疗的适应证

（1）早期肿瘤患者机体免疫系统尚未受到严重影响，对免疫治疗应答较好，疗效也相对更佳。

（2）晚期患者免疫治疗特异性强、毒副作用小，宜于在综合治疗中发挥重要作用。

（3）生物治疗目前临床应用还处于初期阶段，通常作为其他治疗手段的一种补充，往往在患者经历了放疗或化疗效果不佳后或不能耐受的情况下才会采用。

>>>> 四、生物免疫治疗的禁忌证

怀孕和哺乳期妇女，各种器官移植者，严重自身免疫性疾病患者和患有不可控制的感染性疾病的患者。

>>>> 五、生物免疫治疗的副作用

生物免疫治疗的原理是通过激活自身免疫细胞特异性、靶向性的免疫反应杀伤肿瘤细胞。免疫细胞只对肿瘤细胞具有杀伤能力，对正常细胞无杀伤能力。生物免疫治疗几乎无毒副作用，治疗过程中患者偶尔会有发热

症状，一般情况下不需要特殊处理。因此，生物免疫治疗也被称为"绿色治疗"。尤其对于化疗和放疗不能耐受的患者，生物免疫治疗是新的治疗希望。

近年，随着临床医生对生物免疫治疗认知程度的提高和生物免疫治疗技术疗效的进步，生物免疫治疗越来越受到重视。肿瘤治疗过程中要对各种治疗手段进行整体规划，协调配合，力求达到最佳疗效。

（于志伟　张常华）

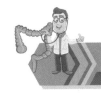

晚期肠癌的治疗

>>>> 一、晚期肠癌的定义和治疗原则

晚期肿瘤是谁都不愿意面对的一个问题，但遗憾的是，相当一部分患者在发现时就处于晚期。晚期结直肠癌主要是指已经有远处器官转移（肝、肺、骨、卵巢等）、腹膜多处转移的患者，在分期上属于Ⅳ期。整体来说，晚期结直肠癌预后较差，缺乏有效的治疗措施。

对于晚期结直肠癌，单纯的手术治疗多难以达到治愈性或根治性切除。因此，对于晚期结直肠癌的治疗原则主要是缓解症状，减轻患者痛苦，提高生活质量，延长生存时间。从人文的角度来说，良好的生活质量的价值远大于生存时间的延长，这也是我们共同努力的方向。

>>>> 二、晚期肠癌的治疗手段

晚期结直肠癌的主要治疗手段包括手术、化疗、放疗、靶向治疗、免疫治疗、腹腔热灌注治疗等。近年来，随着多学科综合治疗（multi-disciplinary team，MDT）的加强，临床上部分转移灶可切除的晚期结直肠癌患者，如孤立性肝脏、肺脏转移的患者，通过新辅助化疗、手术治疗、转移灶射频消融治疗、辅助化疗、靶向治疗等综合治疗，亦可有较好的治疗效果和生存期。

1. 手术治疗

晚期结直肠癌常常因为肿瘤组织侵犯到周围重要的脏器、大血管，或者合并腹腔种植转移、远处淋巴结转移、远处器官转移，从而丧失了根治性手术的机会。因此，对于晚期结直肠癌伴远处转移的患者，手术一般不是最优选择。但是，在某些特定的情况下，我们需要考虑进行手术治疗。

首先，在晚期结直肠癌中，亦有一部分患者是可以达到根治性切除的。例如，单纯只有肝脏或肺脏的转移，在转移灶可切除的情况下，如果原发结直肠肿瘤也可以切除，那么我们首先考虑手术治疗。对于原发灶和转移灶的手术切除，我们可以考虑同期进行，也可以分期进行手术。治疗原则是在保证肿瘤可以完整切除的情况下，保留足够的肝脏及肺脏体积，以保证基本的生存需要。术后再继续进行全身系统性化疗，可以提高患者的生存率，延长生存期，甚至有部分患者可长期生存。

但一般而言，晚期结直肠癌不优先考虑手术，如果肿瘤引起不可控的出血、穿孔或者消化道梗阻，而保守治疗又无效，就要进行姑息性手术治疗。姑息性手术的目的在于止血或者解除消化道梗阻，缓解症状，而非根治性切除。也就是说，此时进行手术的主要目的是治疗肿瘤的并发症，而不是治疗肿瘤本身。

晚期结直肠癌合并出血的手术治疗：对于确诊晚期结直肠癌，合并肿瘤部位不可控性出血，药物或其他治疗无效的患者，应该进行剖腹探查，尽可能切除肿瘤。术中行肠造瘘术或肠吻合，术后需密切监护，谨防再次出血。

（1）晚期结直肠癌合并穿孔的手术治疗：晚期结直肠癌并穿孔大多数会出现弥漫性腹膜炎，对于这类患者，保守治疗多难以控制，一般建议进行手术治疗。

（2）晚期结直肠癌合并梗阻的手术治疗：一旦因肿瘤浸润而出现消化道梗阻，会严重影响患者的生活质量，均需要采取积极的治疗措施。可以尝试内镜下置入支架，解除梗阻。亦可考虑行肠造瘘术或原发灶切除，继而进行全身的系统性治疗，改善患者的生活质量。

整体来说，手术治疗在晚期结直肠癌治疗中的地位不如早中期结直肠癌，但仍有一席之地，对合并有并发症的患者来说，价值较大。

2. 化疗

化疗在晚期结直肠癌的治疗中具有举足轻重的地位。化疗可以缩小肿瘤体积，减轻症状，延长生存时间，改善生活质量，但多难以治愈。对于晚期结直肠癌的患者，可以根据患者的自身状态、经济情况等选择不同的化疗方案，一般采用联合多种化疗药物的方案。例如，FOLFOX方案（奥沙利铂联合氟尿嘧啶及亚叶酸钙）、FOFFIRI方案（伊立替康联合氟尿嘧啶及亚叶酸钙）等，同时可以联用贝伐珠单抗或西妥昔单抗等。对于化疗耐药的患者，应重新评估，更改治疗方案。但总体而言，对于晚期结直肠癌的治疗，化疗效果整体欠佳。即便如此，科学研究表明，与单纯的最佳支持治疗相比，化疗可以延长晚期结直肠癌患者的生存时间，提高生活质量。

3. 靶向治疗

靶向治疗是在细胞分子水平上，针对已经明确的致癌位点（该位点可以是肿瘤细胞内部的一个蛋白分子，也可以是一个基因片段），来设计相应的治疗药物，药物进入体内会特异地选择致癌位点并与之相结合发生作用，使肿瘤细胞特异性死亡，而甚少波及肿瘤周围的正常组织细胞。

靶向治疗在肺癌的治疗中起到令人振奋的效果，那么靶向治疗能否在结直肠癌的治疗中复制这种神奇？医学家们进行了不懈的研究。目前，西妥昔单抗和贝伐珠单抗对于结直肠癌的治疗效果已经得到证实。对于经济条件允许的患者，联合化疗应用西妥昔单抗或贝伐珠单抗是一个不错的选择，但联用可能增加毒副作用，需要更密切的监测。

其他一些靶向药，如 EGFR-Tki（表皮生长因子酪氨酸激酶抑制剂）等，有一定的研究，但疗效尚不确切。期待其他靶向药物也能在结直肠癌的治疗中一展风采。

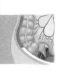

4. 免疫治疗

肿瘤免疫治疗是指通过重新启动并维持肿瘤－免疫循环，恢复机体正常的抗肿瘤免疫反应，从而控制与清除肿瘤的一种治疗方法。常见的免疫治疗包括肿瘤疫苗、免疫检查点（checkpoint）抑制剂、过继免疫细胞治疗等方法。打个比方，肿瘤是一个罪犯，免疫系统是身体里的公安系统，正常情况下，警察应该找到这个罪犯，并将其绳之以法，但是这个狡猾的罪犯通过种种手段，如伪装、贿赂等，逃脱了法律的制裁，这就是所谓的免疫逃逸。而免疫治疗就是让免疫系统重新认出这个罪犯，并将其缉拿归案。

肿瘤免疫治疗是目前肿瘤治疗研究领域里的一大热门，其中较为成熟的是免疫检查点抑制剂的研究。免疫检查点是免疫系统中抑制免疫系统过度激活的位点。肿瘤细胞通过免疫检查点抑制 T 细胞激活，这是肿瘤免疫逃逸的重要机制。目前，发现靶向免疫检查点的单克隆抗体在治疗黑色素瘤、非小细胞肺癌、膀胱尿道上皮癌等肿瘤上取得了可喜的效果。最近一项重要临床研究表明，对于错配修复基因缺失（dMMR）的结直肠癌患者，抗 PD-1 免疫治疗疗效非常显著，总体反应率（overall response rate，ORR）可达到60%，这一结果让人为之振奋。NCCN（National Comprehensive Cancer Network）指南也将 PD-1 抗体派姆单抗（Pembrolizumab）、尼沃单抗（Nivolumab）推荐用于 dMMR／MSI-H 的晚期结直肠癌患者标准治疗失败后的二线或三线治疗。因此，免疫治疗在晚期结直肠癌治疗中的作用不可低估。精准免疫治疗以个体化治疗为中心，以肿瘤基因为入口，有可能成为彻底治愈癌症的方法，让我们拭目以待。

5. 腹腔热灌注化疗

晚期胃癌、结直肠癌极易浸润浆膜，形成腹腔内种植转移，并引起恶性腹水，处理困难，且疗效欠佳。尽管部分患者可行化疗，但由于腹膜－血浆屏障的存在，全身化疗进入腹腔内的化疗药浓度很低，对于腹膜转移灶的治疗效果欠佳。而腹腔热灌注化疗，作为近年来发展起来的治疗方法，对于结直肠癌的腹膜转移，有较好的疗效。腹腔热灌注化疗是通过预先在体内植入化疗泵或者通过腹腔穿刺的方法将恒温 42 ～ 45 ℃的化疗液体快速灌入腹腔内，然后嘱患者变动体位使化疗液体均匀分布。

毫无疑问，其一，腹腔热灌注化疗可以使化疗药物直接作用于肿瘤细胞，延长化疗药物对肿瘤的作用时间，提高治疗效果。其二，腹腔热灌注化疗可以降低系统用药的剂量，从而减轻化疗带来的全身毒副反应。其三，正常细胞可以耐受 45 摄氏度高温，而肿瘤细胞仅能耐受 40 ～ 43 ℃的高温。因此，热灌注化疗更容易杀灭肿瘤细胞。

>>>> 三、临终关怀

1. 疼痛治疗

疼痛是肿瘤患者最为常见的伴随性疾病，发生率可高达六成。约 1/3 的患者在接受癌症治疗时即出现疼痛；超过六成的晚期癌症患者伴有疼痛，而其中 50% 的疼痛为中-重度疼痛。癌痛严重影响患者的生活质量，对患者而言，不仅是肉体上的痛苦，而且是精神上的折磨。然而，在我国，癌症未被治疗或治疗不足是一个普遍现象，癌痛的规范化治疗迫在眉睫。NRS 疼痛评分见图 12-1。

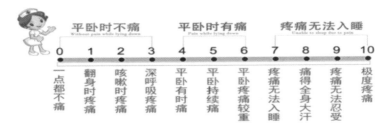

图 12-1　NRS 疼痛评分

药物治疗是癌症最常见的治疗方法。世界卫生组织提出，癌痛的药物治疗应遵循三阶梯用药原则，需要按照阶梯用药，同时按时服药（切记，不是按需服药），让药物发挥最优的效果。根据疼痛引起的活动受限程度、睡眠受影响程度及接受止痛治疗后疼痛缓解程度，将疼痛分为轻度、中度、重度 3 个程度。三阶梯止痛治疗，即根据疼痛程度给予不同强度的药物。一般而言，对于轻度、中度疼痛，首选非甾体类消炎药（NSAIDS 类）。如果止痛效果不佳，则上升一个阶梯，即联用止痛效果偏弱的阿片类药物，如芬太尼等。如果发现非甾体类消炎药联用弱阿片类药物的止痛效果仍不佳，那么就要再上升一个阶梯，选择强的阿片类药物，如吗啡、哌替啶等，联合或不联合非甾体类消炎药。

一定不要认为疼痛不是病，也不要认为忍一忍就过去了。无痛是每个人的合理诉求，如果有疼痛，一定要寻求专业医师的帮助，提高生活质量，也能增加战胜疾病的信心。

2. 营养支持治疗

晚期结直肠癌患者，由于肿瘤消耗，同时受进食的影响，一般都会有不同程度的营养不良表现。营养不良直接影响患者的治疗效果和预后。因此，营养支持治疗是晚期肠癌治疗的非常重要的一个环节。通过改善患者的膳食结构，或者根据患者的情况选用不同的肠内营养剂，必要时可以采用肠外营养支持治疗。

3. 人文关怀

与被动地接受手术、放疗、化疗等治疗手段相比，家属在癌症患者的心理辅助支持中的主观能动性更强。与癌症患者交谈，应耐心倾听患者的情绪表达，甚至可以与患者一起宣泄压抑情绪。在情绪宣泄之后，则需要建立统一战线，从心理上树立起战胜癌症的信心。对患者给予更多的鼓励与支持，而不是嫌弃。若患者病情进展迅速或者恶化，则需要更加耐心地倾听患者的心声，完成患者的心愿。

　　试想一下，癌症这件事对于患者整个人生来说已经是低谷了，但是在低谷中往前一步就是更好的事情了。当死亡不可避免的时候，患者想一下还有什么未尽的心愿，尽量让家属帮忙完成或者选择其他方式完成。

（丁　程　张常华）

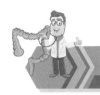

肠癌的多学科讨论（MDT）

近年来，我国结直肠癌的发病率呈明显上升趋势，每年新发病例超过 25 万人，死亡病例约 14 万人。消化器官又是分泌器官，消化系统肿瘤影响人体整个内环境，是一种全身性疾病，仅依靠单一学科、单一治疗手段难以解决患者的最优诊疗问题，这就催生了一个新的医疗模式——多学科综合治疗（MDT），见图 13-1。

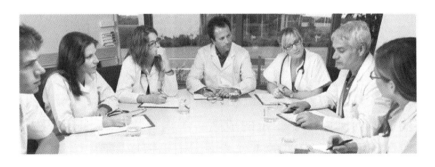

图 13-1　MDT——肿瘤治疗新模式

>>>> 一、MDT 的定义

多学科综合治疗（MDT）是指由多学科专家组成相对

固定的专家组，针对患者的诊断或治疗开展定期的临床讨论会，为患者制订出个体化、规范化的综合治疗方案，然后由一个临床专科予以执行。不同于传统的"一对一"的医疗模式，MDT 是一种以患者为中心、依托专家组开展、多学科协作的"多对一"模式，目前广泛应用于恶性肿瘤患者及疑难危重患者的诊疗过程中。

这种医疗模式最早源于英国。1995 年出版的《癌症诊疗政策大纲》完整地提出了 MDT 的概念，并在乳腺癌领域实施，以后结直肠癌、肺癌、妇癌、上消化道癌也仿效。迄今，英国癌症患者 80% 以上都通过 MDT 讨论制订诊治方案。2002 年，90% 的结直肠癌患者经过 MDT 讨论后治疗。2007 年，将 MDT 诊疗模式纳入国家健康服务计划，制定了相应的国家标准，并立法要求：家庭医生发现疑似结直肠癌患者必须在 2 周内送往专科医生会诊；4 周内必须完成所有检查，所有患者诊断后必须经过 MDT 讨论决定治疗方案；诊断 31 天内必须进行治疗，违规者给予相应惩罚。

MDT 模式于 21 世纪初期被引入我国，通过各方的努力，目前已取得了一定的成绩，国内许多大型综合型医院都陆续开展了 MDT 的工作模式，有些医院甚至已经开展了 MDT 的门诊工作，但与国外相比仍有差距。首先，我国目前的医生配置远远不够，不可能让每一个患者都能接受到 MDT 诊疗。其次，这一模式的发展迫切需要国家政策、法规及医院的支持。国外很多行政法规对 MDT 模式有强制要求，如首次诊断必须要通过 MDT，而我国缺乏这样的法规和指南。

>>>> 二、MDT 对肿瘤患者的好处

1. 省时省力

在传统的就医模式下，病情较为复杂的患者来回奔波于医院与家庭、医院各个科室之间，身心俱疲；各个专家的意见也让患者不知如何取舍，不但让患者觉得费时费力，可能还要多花钱。在多学科联合治疗的模式下，这种情况将不复存在，患者可以享受到"一站式"、个性化的医疗服务，省时省力。

2. 获得个体化的治疗方案

在 MDT 工作模式下，专家组会充分考虑患者个人的基本身体状况、经济状况、疾病的分期情况，给患者制订个体化的治疗方案。罹患同一种疾病的不同患者将会有最适合自己的、不同于其他患者的治疗方案。

3. 获得规范化的治疗方案

对每个患者的评估和治疗是预先计划和规划的，可以避免因为专科医师对其他专科知识更新不足带来的局限性，有机会让每个有需要的患者在肿瘤治疗开始前就能获得全面周到的医疗照护。

4. 改善肿瘤患者预后

研究表明，MDT 讨论可以改善约 60% 的中晚期结直肠患者的治疗策略，提高约 10% 的 5 年生存率。根据英国 G. Poston 教授报告，英国对晚期结直肠癌并肝转移实施 MDT 模式后，5 年生存期由 1997 年的 3% 提升到 2007 年的 20%，中位生存期达 36 个月。

MDT 对肿瘤患者的好处见图 13-2。

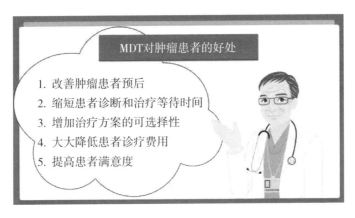

图 13-2　MDT 对肿瘤患者的好处

>>>> 三、申请 MDT 诊疗流程

门诊患者可以直接向 MDT 门诊递交申请及完整病历资料，待 MDT 门诊审核通过后，MDT 门诊会组织专家对门诊患者进行多学科会诊，并为患者制订个体化的治疗方

案。门诊患者也可以去专科门诊就诊，若专科医生认为有必要进行 MDT 诊疗，则由专科医生将患者推荐给 MDT 门诊，由 MDT 门诊对患者进行诊疗。门诊患者申请 MDT 诊疗流程见图 13 - 3。

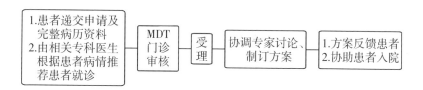

图 13 - 3　门诊患者申请 MDT 诊疗流程

住院患者则由主治医师根据患者病情决定是否进行 MDT 诊疗。若有必要，则由主治医师向科室提出申请，申请通过后由科室组织 MDT 诊疗。住院患者申请 MDT 诊疗流程见图 13 - 4。

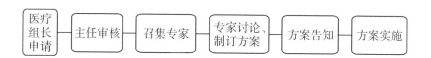

图 13 - 4　住院患者申请 MDT 诊疗流程

（黄建朋　张常华）

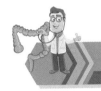

肠癌手术的近期并发症

1．吻合口瘘

吻合口瘘是大肠手术后最常见且最严重的并发症，最早可发生于术后 3 天内，多发生于术后 7～10 天，发生率各家报道不一样，为 3%～19%。一旦出现，患者可表现为发烧、腹痛及腹膜炎等症状，严重者可出现感染性休克，甚至威胁生命。患者腹部引流管大多可见粪性液体引出；CT 等影像学检查可见腹腔或盆腔积液、肠壁的连续性中断；肠道造影时可见造影剂外溢；白细胞计数、C 反应蛋白等明显升高。明确诊断后必须积极采取措施。小的吻合口瘘可通过引流管充分引流、生理盐水腹腔持续冲洗、禁食、补充营养、抗感染等非手术治疗手段达到治愈；较大的吻合口瘘则需再次手术，行近端结肠或小肠造口。

2．术后腹腔出血、吻合口出血

这是术后常见并发症之一，多发生于术后 7 天内。肠癌术后腹腔均有渗出液及少量渗血，有时会有些淋巴漏，但大多经充分引流后可自愈。若有大的血管结扎夹脱落，则可出现大出血，此时引流管短时间内引流出较多血性液，患者血红蛋白进行性下降，严重者可出现失血性休克，因此需输血、静脉用止血药等。若无效，则在积极抗休克的同时行再次手术止血。术后吻合口出血多表现为术后24天自肛门排出较多鲜红色血便或暗红色血便，此时可予以止血、输血等治疗。若患者血红蛋白进行性下降，则必须采取干预措施：可立即行肠镜检查，通过内镜上止血夹或电凝止血等，如仍然无效，需再次手术止血。

3. 术后肠梗阻

手术后肠梗阻可分为麻痹性肠梗阻、机械系肠梗阻。①麻痹性肠梗阻多发生于术后7天内，表现为：腹胀不适、肛门不排气，腹部听诊肠鸣音减弱或消失，腹部X线检查可见腹腔肠管均扩张积气，无明显液平面；治疗上可给予禁食、插胃管进行胃肠减压、输液支持治疗等，还可给予胃管注入液状石蜡或扩肛促进排气等治疗。②机械性肠梗阻（粘连性肠梗阻）大多因术后肠管间形成粘连索带，卡压肠管致使肠道不通。患者多可出现呕吐、腹胀、肛门停止排气、排便，腹部X线检查可见肠管扩张，宽大的气液平面明显，等等。治疗上可先采用上述非手术治疗方法，若治疗效果不佳，且症状越来越重，则要手术解除梗阻。

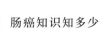

4．术后切口感染、腹腔感染

由于胃肠道内细菌较多，胃肠肿瘤手术的腹部切口为可能污染类切口（即医学上称为Ⅱ类切口），因此在行肿瘤切除术后容易出现切口感染。尤其是，如果术前患者已有肠梗阻，加上在行肿瘤切除术时大便污染腹腔，容易出现术后腹腔感染，严重者甚至形成腹腔脓肿、感染性休克等。治疗上，一般采取加强抗感染、敞开切口、充分引流等措施。

5．术后肠瘘

在肠癌手术中，尤其是腹腔镜手术中，有时无意中损伤小肠或十二指肠，手术时没有及时发现，导致术后出现肠瘘。当然，其发生率很低，不到3%。主要症状同吻合口瘘。一旦发生，明确诊断后要及时再次手术，可切除损伤小肠段。若损伤的是十二指肠，则需按十二指肠破裂处理。

6．术后尿漏

在肠癌手术过程中，损伤或切断输尿管的病例并不少见。如由于肿瘤较大侵及输尿管，将输尿管切断或结扎，导致术后尿漏。若术中及时发现，则请泌尿外科专科医生进行修补；若术中未发现，术后怀疑尿漏，则可静脉注射

美兰，观察腹腔引流管是否有蓝色尿液，如有漏就需请泌
尿外科医生进行处理。

（吴文辉　张常华）

肠癌手术的远期并发症

1. 吻合口狭窄

它是肠癌术后常见并发症之一，其发生率为 13%～32%。结直肠术后吻合口狭窄的形成机制主要是吻合口纤维组织广泛增生及瘢痕形成，而导致吻合口狭窄的原因主要包括以下五个方面：①吻合口瘘后局部炎症增生的二期愈合；②吻合口血供障碍导致吻合口周围缺血性肠炎和瘢痕形成；③低位直肠癌术后近端保护性造口吻合口失用性瘢痕增生狭窄；④术前或术后吻合口及周围放射性肠炎导致局部增生狭窄；⑤选择吻合器直径过于狭小。基于以上对吻合口狭窄机制及原因的分析，为了减少术后吻合口狭窄的发生率，结直肠外科医生可以从以下四个方面进行预防：①术中要选择合适的吻合器，在许可的情况下尽量使用直径更大的吻合器；②注意保护吻合口血供，避免吻合口缺血导致局部炎症瘢痕而引起吻合口狭窄；③结直肠癌术后患者复查时应常规给予直肠指诊，仅仅验血及影像学检查是远远不够的；④避免吻合口张力、低位直肠癌经肛门直视下吻合等减少吻合口瘘的技术策略同样也是减少吻合口狭窄的重要措施。

2．术后排便异常

表现为大便次数多或便秘，多见于直肠癌手术后，又称为直肠前切除综合征。该综合征主要是由直肠结构的改变、括约肌神经等组织损伤、直肠排粪反射下降等引起的，以便频、便急和粪气失禁等为主的一系列症状组成的综合征，少部分患者可表现为便秘或排便困难等症状。在直肠癌术后，其发生率可达 34.8%～72.9%，可分为两种类型：急迫型（主要表现为排粪次数多，甚至失禁）和排空障碍型（主要表现为排粪极度费力，排空不全）。在治疗上，对于短暂性的肠道功能紊乱可给予相应的对症处理，鼓励患者主动练习收缩肛门来提高括约肌的力量，对于吻合口狭窄的患者可以经直肠扩张和灌洗。总之，目前对于该综合征缺乏有效的治疗手段，最好的预防措施是严格把握直肠癌前切除的手术适应证，选择适合的病例，不能一味地追求手术而忽略患者生理功能的保护。

3．直肠癌术后排尿障碍和性功能障碍

直肠癌手术时，尤其低位直肠癌，或是肿瘤侵及盆腔神经丛，易于损伤该神经丛，从而导致术后患者的泌尿生殖功能的障碍。主要表现为自动排尿延迟、尿意迟钝，排尿时间延长，尿流中断，尿潴留或尿失禁。性功能障碍，男性患者主要表现为勃起功能和射精功能差或消失、阳

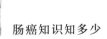
痿，女性患者则性生活不悦。目前，对此尚无明显有效治疗措施。术中精细操作，尽量保护好盆腔神经丛是减少该并发症的最好方法。

4．术后肿瘤复发

任何恶性肿瘤均有一定的复发率，肿瘤分期越晚复发率越高。因此，为降低肿瘤的复发率，对于Ⅱ期（含有高危因素）、Ⅲ期，医生均会建议患者术后定期返院进行辅助化疗。同时，要求患者要按医嘱进行定期检查、复诊和随访。

5．人工肛并发症

详见"关于肠造口"章节。

（吴文辉　张常华）

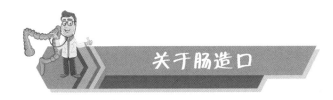

>>>> 一、肠造口的特点及排便方式

1. 肠造口的定义

肠造口是通过外科手术的方式将肠道缝合在腹壁的开口上，以利排泄物的排出，也叫"假肛"或者"人工肛门"，改变了正常的排便方式，患者不能控制排便。

2. 肠造口的分类

肠造口根据解剖位置主要分为结肠造口和回肠造口。回肠造口一般位于右下腹。结肠造口根据手术部位的不同，又分为升结肠造口、横结肠造口、降结肠造口和乙状结肠造口。升、横结肠多位于右上腹，而降、乙状结肠位于左下腹，其中乙状结肠最为常见。

肠道是食物消化、吸收、传输及储存的消化器官，而结肠是人体吸收水分和电解质的重要消化器官。回肠造口的排泄物未经过大肠的吸收，呈水样便或者糊状，因含水分较多，排泄量较多，对皮肤的刺激性大。结肠造口排泄物的特点则与造口所在的解剖位置有关，造口越靠近肛门，排泄物含水分越少，就越成形，对皮肤的刺激也越小。乙状结肠造口的正常排泄物是成形，对皮肤的刺激性也越小。

3. 为什么需要肠造口手术，肠造口都是永久的吗

肠造口不是因为疾病，而是为了治疗肠道疾病（如肠癌）、外伤所致的肠损伤、肠缺血、炎症性肠病、先天性肠道或肛门畸形、憩室病等所采取的治疗措施，分为暂时造口和永久造口，这取决于疾病及手术的部位，一般医生会在术前根据病情具体说明。

患者因为造口无法控制排便，排泄物的管理对于他们来说是不得不面对的挑战。肠造口的排便方式是自然排便法，而对于部分永久性降、乙状结肠造口患者还可以选择灌洗排便法。自然排便法就是用粘贴在腹壁的造口袋持续收集排泄物的方法，需要造口患者学会使用造口袋及造口的护理。而灌洗排便法是将一定量的温水由造口灌入结肠，刺激肠道，达到短时间较好地清空结肠内排泄物，可以帮助造口患者规律性地排便。

>>>> 二、造口袋的更换

造口袋的更换时间视情况而定，通常每隔 5 ～ 7 天进

行更换。此外，如发现造口底盘粘胶被侵蚀、变白1 cm左右，或造口袋破裂，须及时更换。由于各人的皮肤、出汗程度及排便情况不一样，造口产品的使用情况也不尽相同，应根据实际情况去调整更换的频率。

手术后，造口师会对患者进行一对一的指导，以确保患者及其家人在出院后可自行更换。更换造口袋的基本步骤如下。

1. 揭除旧的造口袋

一手按压皮肤，另一手轻轻由上向下撕离造口底盘。

2. 检查造口周围皮肤

有无皮肤破损、水疱等，及时处理。

3. 清洗造口周围皮肤

用温和的清水清洁造口及周围皮肤，保持皮肤的干净和干燥，可使用造口粉，注意喷洒均匀，用干净的纸巾擦去多余的粉末。

4. 测量造口大小

用造口量度尺量度造口的大小。

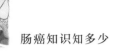

5. 裁剪造口袋

根据量度的大小剪裁造口的底板，用手捋顺开口内侧，避免划伤造口黏膜。

6. 佩戴造口袋

撕去粘贴面的纸片，必要时可涂上防漏膏。依造口位置，由上而下将造口袋贴上，粘贴时要小心，避免产生皱褶。记得夹闭造口袋开口。最后，将手做空心握拳状按压底盘 5 ～10 分钟，便于底盘更好地粘贴于皮肤上。

>>>> 三、日常生活须知

1. 造口的患者吃东西不能多吃，造口袋太多排泄物易臭？

由于大部分的肠功能仍然存在，因此无需担心在饮食方面会受很大的影响，如无其他疾病需要特别注意，基本上无须忌口。

建议日常多吃新鲜的蔬菜和水果，多饮水以保持大便通畅。有些食物，如洋葱、椰菜、番薯等，会增加肠道产气，如果觉得不便，可避免进食这类食品，或者选用配有活性炭过滤器的造口袋。同样，一些食物，诸如咖喱、蒜

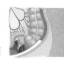

头及含香料的食物等，容易导致腹泻，也应尽量避免。容易产生异味的食物有：玉米、洋葱、鱼类、蛋类、蒜、豆类和辣的食物等。可以多喝红梅汁（酸梅汁）、脱脂奶粉或酸奶减少粪臭。回肠造口的患者，应特别注意补充充足的水分，每日至少摄入 2000 mL 的水。

避免一边进食一边说话或进食太快而吞入空气。进食需定时，细嚼慢咽，有助于减少肠胀气。

2. 做了造口就是做了手术，不能活动？

身体康复后，为了维持身体生理机能健康，可维持适度的运动，适当参加体育锻炼，如游泳、跑步等，但要避免一些会引起造口意外受损的剧烈运动，如打篮球、摔跤，以及可能引起疝气的运动，如举重等。

3. 造口就是伤口，怎么可以洗澡？

有了造口，并不代表患者从此被剥夺了沐浴的乐趣。我们建议尽量采用淋浴，并且选择使用中性无刺激的沐浴露。当需要更换造口袋时，可直接揭除造口袋后进行沐浴，结束后重新贴上新的造口袋。不需更换造口袋时，先将造口袋内粪便排空，用防水胶袋或保鲜袋将造口底盘及造口袋全部包裹覆盖好后，再进行洗浴。

4. 带着造口袋睡觉不安生，怕大便排不出来？

睡觉前应排空造口袋，夹好开口。睡觉时并不限制体位，但不建议俯卧位，俯卧位容易压伤造口。

5. 有了造口袋，就和漂亮衣服无缘了？

在衣着方面，不需要穿特别的衣服，可与术前一样或穿稍宽松、柔软的衣服，避免衣物过紧或腰带对造口的摩擦和压迫，影响造口的血液循环。

6. 带着造口袋哪还敢出门呀？

只要身体体力恢复，且掌握了造口的护理方法，那么造口并不会影响正常的社交活动。患者可以多参与各种社交活动，如造口联谊会，与其他造口的朋友进行沟通交流，分享各自的经验和体会。当然，也可以邀约三五知己，来一场说走就走的旅行，一来可以观光，二来可以放松身心，亦是一大赏心乐事，只需要准备足够的造口用品，以便在飞机、船或火车上更换。

>>>> 四、常见并发症及应对方法

1. 发现出血怎么办

发现造口袋内收集到血液时，不要紧张。如在住院期间发生，应立即报告值班医护人员。如发生在家里，可以先撤除造口袋，将肠造口及周围皮肤清洁干净，检查是否有出血点，观察血液是否从肠造口流出。

清洁造口时出现少量出血，是正常的。因为肠造口与皮肤连接处有很多微血管，轻微摩擦即可以引起微血管少量出血。

处理：出血时用纸巾轻轻按压出血之处即可，或喷涂少量皮肤保护粉，轻轻按压也能止血。但是，如果出现不断渗血，应及时到医院就诊查明原因。

2. 造口黏膜分离/造口黏膜和皮肤之间有很大空隙，怎么办

造口皮肤黏膜分离是指肠造口处肠黏膜与腹壁皮肤的缝合处分离，表现为部分或整圈造口周围皮肤黏膜分离，导致造口袋粘贴困难、粘贴不牢。若在住院期间发生，应立即报告值班医护人员。运用适当的保湿性敷料和粘贴型造口袋处理，防止造口底板下渗漏，避免造口旁伤口的污染，促进伤口愈合。

3. 造口水肿/肠造口肿了，怎么办

肠造口术后 2 ～ 5 天可见造口黏膜水肿，一般不必处理，1 周后慢慢消失。若造口黏膜水肿加重，呈灰白色，则应该及时报告值班医务人员，检查造口血运，并用生理盐水或其他高渗溶液持续湿敷，必要时可行物理治疗。

4. 造口缺血坏死/造口颜色变黑，怎么办

正常的造口黏膜颜色为鲜红色或牛肉红，湿润、有光泽。当肠造口颜色转变为紫色或暗红色时，提示肠造口的血液供应已经受阻，严重缺血时会转变为黑色，同时黑色组织会逐渐松脱出现腐臭味。发现肠造口黏膜的颜色变黑或长时间变暗不恢复正常色泽应该及时到医院就诊。

5. 造口狭窄/肠造口排出的大便呈细条状且开口越来越小，怎么办

这种情况是肠造口狭窄，应该在医务人员的指导下用手指（戴上手套或指套）扩肛，每日 2 次，直到能插入食指第二节为止，以保持大便的通畅。严重时需重新行肠造口手术。

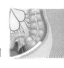

6. 造口回缩/造口内陷，怎么办

肠造口回缩或内陷，往往使造口低于皮肤表面，造成粪便横流，污染手术切口，严重的回缩导致肠段缩回腹腔内造成腹膜炎。回缩情况轻者可用凸面底板，并用胶状或片状的皮肤保护剂填于凹陷部位，然后才装上人工肛袋，佩戴专用腰带。严重者需重新行肠造口手术。

7. 造口脱垂/肠造口越来越长，怎么办

肠管由造口内向外脱出了，医学上把这种情况称为肠造口脱垂。平卧时腹肌松弛，脱垂的肠襻会逐渐回复，而起床后腹压增高，脱垂的肠襻又会外伸。发生这种情况请尽快回医院诊治，以免脱垂加重。

我们日常生活该如何预防？避免腹压增高的活动，如每次起床时宜侧卧位，用肘关节的力支撑起床，起床的同时用另一手按压在肠造口上，避免增加腹压和肠造口局部的压力；咳嗽、打喷嚏时用手按压肠造口部位；避免提举重物；避免体重增加过快和过重；慢性咳嗽者宜佩戴造口弹力腹带。

8. 造口旁疝/造口周围隆起，怎么办

肠造口周围隆起，通常是由腹部肌肉薄弱或腹压不断增加等导致一部分肠管突出至皮下组织而引起的，医学上

称造口旁疝。发生这种情况应该尽早采取治疗措施，在造口师或医生的指导下佩戴造口弹力腹带预防加重，且日常生活中要避免提举重物等增加腹压的活动。严重时可能需要手术治疗。

9. 造口周围皮肤并发症/造口周围皮肤发红、发痒、疼痛，怎么办

可能是粪便刺激所致的，也可能由过敏（最常见是对胶圈、底板或粘贴物过敏）引起的过敏性皮炎。表现为潮红、充血水肿、皮肤糜烂，甚至形成溃疡，局部剧痛。

过敏者可用抗过敏的药膏涂于受损的皮肤，10 分钟后用清水清洗干净，更换造口产品，选择合适的产品。

粪水性皮炎重在预防，勤观察底盘，及时更换；造口底盘的剪裁直径比肠造口大 2 mm；粘贴造口袋时防止出现缝隙，粘贴后半小时内减少活动。出现皮肤发红、破溃、疼痛时应及时回医院诊治。

>>>> 五、日常护理误区

1. 用碘伏消毒肠造口周围皮肤才放心？

出院的患者在住院期间目睹医护人员消毒的过程，往往认为消毒皮肤就应当使用碘伏，殊不知用碘伏消毒肠造口周围皮肤存在诸多弊端，如长期反复多次使用碘伏消毒

皮肤会对皮肤、黏膜产生刺激；高浓度的碘伏接触皮肤可引起皮肤灼伤；碘伏杀灭有害细菌的同时，也杀灭了皮肤黏膜常驻的正常菌群，长期使用可能导致皮肤抵抗能力减弱。因此，造口黏膜及周围皮肤只需要用温水清洁即可。

2. 造口周围皮肤痒，立即更换造口袋?

造口周围皮肤发痒可能是由皮肤对造口产品过敏导致，不是更换造口袋就能解决的。频繁更换造口袋容易损伤皮肤，应该更换造口产品，选择致敏性低、黏合力好、抗腐蚀性、易揭除、吸收性好的产品。

3. 清洁肠造口必须使用镊子、棉球和纱布?

肛门是排泄粪便的出口，人们排便后会使用纸巾清洁肛门，而肠造口也是排泄物的出口，俗称"假肛""人工肛"，因此可以使用纸巾进行清洁。棉花和纱布质地不比纸巾好，而且价格较贵；使用镊子清洁，不容易操作，操作不当容易损伤肠造口黏膜。因此，需要选择坚韧柔软、不溶于水的纸巾。

4. 为防止渗漏，在造口底盘上涂满防漏膏?

目前，造口袋底盘具有黏性，可以很好地粘贴在皮肤上，并能承受一定的重量，造口底盘上如果涂满防漏膏反而容易产生间隙而导致底盘发生渗漏。另外，由于难以清洁粘贴于肠造口周围皮肤上的防漏膏，会导致新的造口底盘难以稳妥粘贴，这样恶性循环会造成底盘频频渗漏，引起皮肤问题。

5. 造口底盘剪得越大越好？

造口底盘开口一般剪得比肠造口大 2 ～ 5 cm 最为合适。为了方便上袋和开口过小影响肠造口血运，将开口剪得过大会引起暴露的皮肤持续受到粪便的刺激和浸渍，而导致肠造口周围皮肤损害，给患者带来痛苦。

6. 佩戴的造口袋必须是透明的？

造口袋有透明、半透明、非透明。术后早期为了便于观察会选择使用透明的造口袋，康复后患者可以按自己的喜好来选择造口袋。

（曾茜林　张常华）

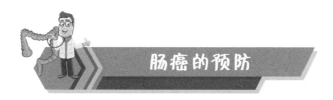

肠癌的预防

肠癌的预防可分为一级预防、二级预防和三级预防。

>>>> 一、一级预防

健康生活方式能够减少我国各种主要癌症的证据是充分的，是预防和控制癌症的主要策略。

1. 饮食调整

高脂饮食会导致大肠息肉的发病，是大肠息肉发病的独立危险因素。因为脂肪饮食会提升肠道内胆汁酸的浓度，高浓度的胆汁酸具有促癌作用。较多的肉类在油煎或焙烤过程中可产生致癌的杂环胺，可能导致肠癌的发生。应以鱼、禽、瘦肉、低脂奶制品代替动物油过多的肉食，以煮、蒸食物代替油炸食品。研究发现，摄入较多的新鲜蔬菜、新鲜水果等高纤维素食物与结直肠癌的发病危险性呈显著负相关，发现膳食纤维起着重要的保护性作用。膳食纤维能增加粪便体积、稀释致癌物，又可使肠道通过时间缩短，减少结肠黏膜与粪便致癌物的接触，从而减少患结肠癌的风险。适量补充维生素 D 和钙，可与肠道内的脂肪酸结合，形成不溶性化合物而排出体外；一些经由酵母菌加工而生产的乳制品，如酸奶、优酪乳等，除了可以促进胃肠道蠕动外，也可以调节肠道中菌群的平衡，有助于预防肠癌。还有葱蒜类对肿瘤的生长有抑制作用，已受到广泛的重视。

2. 保持良好的生活习惯

便秘是中老年人值得高度重视的问题，因为粪便在肠腔内停留时间过长，会使大便内毒性产物与肠黏膜接触时间延长，刺激肠壁发生癌变。避免危险因素的主要方法在于加强运动，平时多饮水，改变饮食结构，饮食不宜过分精细。适当进食一些粗粮可促进排便，减少肠道内致癌物质的停留，从而改善便秘，减轻体重，降低肠癌的发生率。运动与肠癌的发生密切相关，运动可缩短粪便在肠道中的通过时间，从而减少致癌物与肠黏膜接触的机会，加强运动可使肠癌发生的相对危险度明显降低。

》》》》 二、二级预防

针对有家族肠癌史、腺癌性息肉、40 岁以上中老年、出现原因不明大便异常等患者，应进行大便潜血、脱落细胞和肠镜检查。及时发现癌前病变和早期肠癌，并予以治疗。粪便作为人体的排泄物，直接反映了一个人的身体健康状况。不尽如人意的粪便往往提示不良饮食、情绪不佳或者负面健康信息。大便习惯与性状改变，也是肠癌的标志性症状，包括大便形状变细、大便次数增多、排便困难、大便带有黏液、大便带血、排便不尽感等。肿瘤出血症状与痔疮出血相似，不少患者常把肿瘤引起的便血误认为痔疮，反复用药后症状没有好转，再进行深入的检查才发现病灶，因而延误了最佳的发现与治疗时机。近年来，大量研究及 Meta 分析认为，幽门螺杆菌（Hp）感染增加了肠癌的危险性。Hp 感染诱导大肠黏膜细胞异常增殖及细胞凋亡，改变患者体内肠道菌群类型及组成，激活细胞内的致癌因子，使肠癌的发生率大大增加。

>>>> 三、三级预防

对肿瘤患者积极治疗，以提高患者生活质量，延长生存期。主要是以根治性手术为主的综合治疗，包括根治性手术、化疗、放疗、分子靶向治疗及中医中药、免疫治疗等。

1. 根治性手术治疗

根据癌所在部位不同，根据患者不同的疾病情况和身体素质，会有各自适合的手术方式，可分为直肠癌的保肛术、经腹会阴联合切除术、直肠癌前切除术，以及经肛门内镜下局部切除等。

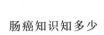

2. 放疗

放疗能够直接杀死癌细胞，缩小瘤体，给直肠癌手术治疗提供了条件。

3. 化疗

临床上肠癌患者在手术后仍是有可能会发生肠癌症状复发和转移的情况的。在手术前，先进行肿瘤肠腔内化疗或直肠癌术前灌肠给药，可阻止癌细胞扩散，杀伤和消灭癌细胞。主要用于直肠癌患者手术前后的辅助治疗。一般术后1年内要完成6个疗程的化疗。

4. 生物免疫学治疗

早期发现疾病也是预防肠癌的措施，对治疗有很大益处。肠癌生物免疫治疗采用自体细胞体外培养，通过增加病体免疫力细胞和肿瘤杀伤细胞来治疗肿瘤。这种疗法针对早期肿瘤患者完全可以通过细胞调节治愈病体；对术后患者可提高免疫力，清除残余癌细胞，实现长期带瘤生存；对晚期肿瘤患者可明显改善生活质量，延长生存时间。

（朱恒梁　张常华）

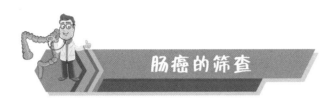

肠癌的筛查

>>>> 一、肠癌筛查的意义

肠癌是当今主要的恶性肿瘤之一。在我国，随着经济的发展和居民生活方式的改变，其发病率和死亡率逐渐增高。据报道，我国已诊断的肠癌中Ⅰ期肠癌所占比例为5%左右，60%的患者肠癌诊断时已处于中晚期，而改善肠癌患者预后的重要措施之一就是早期发现、早期治疗。早期肠癌患者手术后的5年生存率可以达到90%以上，而晚期肠癌术后的5年生存率则不足10%。可见，早期发现、早期治疗的重要性，而实现早诊早治的方法之一就是肠癌的筛查。通过筛查，肠癌完全是可以预防、可以治愈的。

根据世界卫生组织的建议，适合开展筛查的疾病应符合五个条件：①疾病发病率高；②有合适的筛查手段；③筛查并诊断后有有效的治疗手段；④通过筛查和治疗可以降低死亡率；⑤筛查手段敏感性和特异型高。肠癌筛查完全符合上述条件。

>>>> 二、肠癌的筛查模式

目前，肠癌的筛查模式有自然人群筛查和机会性筛查。自然人群筛查是以年龄为纳入条件进行大规模的筛查。目前，认为年龄大于 45 周岁，肠癌的发病率急剧上升。自然人群筛查不但能检查出早期肠癌，降低患者死亡率，更可以通过筛查发现癌前期病变，如腺瘤性息肉、血吸虫性结肠炎和慢性溃疡性结肠炎等，以降低人群发病率。机会性筛查是以个体为单位的临床筛查模式，可以由医生根据就诊患者的危险水平进行筛查，筛查主要在门诊进行。

>>>> 三、肠癌的筛查方法

肠癌的筛查主要有直肠指检、粪便检查（主要包括粪便隐血试验和粪便脱落细胞检查）、结肠镜检查等。直肠指检简单易行，从总体来看，我国肠癌中直肠癌仍居多数，而直肠癌中75%位于直肠指检可及的范围内。即使直肠指检未扪及肿瘤，但指套染有血性粪便仍是重要的阳性发现。粪便检查中脱落细胞检查仍需深入研究；粪便隐血试验成本较低，适合大规模人群筛查，寻找出可能存在肠道病变的人群，进一步实施诊断性检查。结肠镜检查是目前灵敏性最高的检查方法，并可进行病灶的病理组织活检及进行治疗，但其属于侵入性操作，需进行肠道准备，部分患者无法耐受。综上所述，目前肠癌的筛查方法主要有直肠指检、粪便隐血试验及结肠镜检查等。

>>>> 四、肠癌的筛查策略

1. 自然人群筛查

我国大肠肿瘤筛查的目标人群建议为 50 ～ 74 岁人群。我国人口众多，肠癌发病率上升，自然人群筛查宜采用初筛获得高危人群，继而进行结肠镜检查的方法。对目标人群进行高危因素问卷（见附表）调查和免疫法大便隐血检测大便检测，共 2 次。

初筛符合下列任一一条者，即为肠癌高危人群：①大便隐血阳性；②一级亲属有肠癌病史；③本人有肠道腺瘤史；④本人有癌症史；⑤符合下列 6 项之任 2 项者：慢性腹泻、慢性便秘、黏液血便、慢性阑尾炎或阑尾切除史、慢性胆囊炎或胆囊切除史、长期精神压抑。

对肠癌高危人群应予全结肠镜检查，检查发现的所有息肉样病变取活检，病理诊断。诊断为腺瘤、肠癌和伴高级别上皮内瘤变的其他病变患者应予及时治疗。

2. 机会性筛查

机会性筛查在社区、医院门诊及健康体检中心均可实施初筛；初筛分为初筛和精查两个步骤。初筛方法：①粪便隐血试验（免疫 FOBT）；②问卷调查（见附表 1）。初筛对象：门诊就医及健康体检者。精查对象：① FOBT 阳性者；②问诊判定为高危个体者。精查方法：全结肠镜检查。

初筛查对象按照罹患肠癌危险性分成一般个体和高危个体，分别采用不同的策略进行筛查。所有精查对象登记建档，根据后述具体条款安排定期随访（见附表2）。①一般个体：门诊及健康体检者常规进行粪隐血试验，阳性者建议行结肠镜精查。②高危个体：作为重点筛查对象，不必拘束于粪隐血试验（免疫或化学法）结果，建议行结肠镜检查；必要时肿瘤标志物检测和/或遗传学检查。有以下6种情况之一可作为伺机性筛查的高危个体：①有消化道症状，如便血、黏液便及腹痛者；不明原因贫血/体重下降者。②曾有肠癌病史者。③曾有肠癌癌前疾病者（如大肠腺瘤、溃疡性结肠炎、克罗恩病、血吸虫病等）。④有肠癌家族史的直系亲属。⑤有大肠息肉家族史的直系亲属。⑥有盆腔放疗史者。

附　　表

附表1　肠癌筛查高危因素量化问卷

ID 编号：＿＿＿＿＿＿＿＿＿　　　　　　　判定结果：①高危；②一般

调查对象姓名		性别	①男 ②女	年　龄		
住　　址		＿＿＿街道（乡镇）＿＿＿社区（村）＿＿＿幢（组）＿＿＿单元＿＿＿室			邮编	
					家庭电话	
出生日期		＿＿＿年＿＿＿月＿＿＿日			单位电话	
身份证号码					手机号	

续附表1

婚姻状况	①已婚 ②未婚 ③离婚 ④丧偶 ⑤未说明的婚姻状况（打"√"，下同）		
文化程度	①文盲 ②小学 ③中专、中学 ④大学、大专 ⑤研究生		
婚姻状况	①农民 ②工人 ③个体户 ④各类专业技术人员 ⑤其他		

说明：请在下述相应的栏目打"√"或填写内容。

一、本人有无慢性腹泻史   ①有   ②无

二、本人有无慢性便秘史   ①有   ②无

三、本人有无黏液和/或血便史   ①有   ②无

四、本人有无慢性阑尾炎或阑尾切除史   ①有   ②无

五、本人有无慢性胆囊炎或胆囊切除史   ①有   ②无

六、近20年来本人有无不良生活事件史   ①有   ②无

       如有，请打"√"：①离婚 ②配偶死亡 ③一级亲属死亡 ④子女下岗 ⑤其他

七、本人有无癌症史   ①有 ②无 ③如有，请具体描述

       什么癌：_____ 发病时几岁：_____ 诊断医院：_____

八、本人有无肠息肉史   ①有   ②无

九、一级亲属（父、母、兄弟姐妹、子女）肠癌史   ①有   ②无   ③不详

       谁：_____ 发病时几岁：_____ 在世与否：_____

       谁：_____ 发病时几岁：_____ 在世与否：_____

       谁：_____ 发病时几岁：_____ 在世与否：_____

十、吸烟史   连续吸烟的时间：_____ 每天的吸烟量：_____

十一、你认为重要的其他疾病

       调查员签名：_____   调查日期_____年_____月_____日

十二、大便隐血检查   第一次 FOBT ① +   ② -   第二次 FOBT ① +   ② -

       调查员签名：_____ 调查日期_____年_____月_____日

备注：

1. 慢性腹泻指近 2 年来腹泻累计持续超过 3 个月，每次发作持续时间在 1 周以上。

2. 慢性便秘指近 2 年来便秘每年在 2 个月以上。

3. 不良生活事件史须发生在近 20 年内，并在事件发生后对调查对象造成较大精神创伤或痛苦。

附表 2　机会性筛查流程

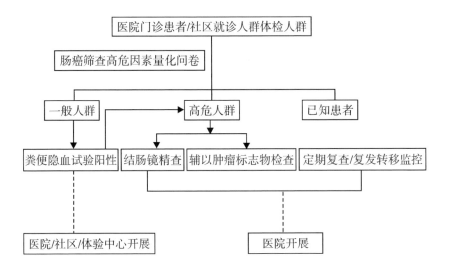

（朱恒梁　张常华）

92

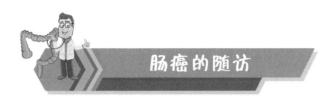

肠癌的随访

>>>> **一、肠癌随访的目的**

肠癌术后随访的主要目的是从无症状的患者中早期发现复发情况，并且能通过积极的再次手术治疗来提高患者的生存率。值得注意的是，在有症状的复发患者中，其再次手术的概率非常低，为 1.7%～7%。另外，随访的目的还包括：早期发现并治疗肠道疾病，如肠道息肉、异时性肿瘤等；解决手术相关问题；对患者的心理安慰；积累临床科研资料；等等。

>>>> **二、随访的安排**

（1）术后 2 年内每 3～6 个月进行 1 次随访，然后每 6 个月随访 1 次，直至总共 5 年。

（2）对于 T2 及以上的患者，若患者有可能接受进一步的干预，则起初 2 年每 3～6 个月进行 CEA 检测，以后每 6 个月进行 CEA 检测，直至总共 5 年。

（3）对于高复发风险的患者，如淋巴转移、脉管浸润或分化差的肿瘤，应每年进行 1 次胸部及腹部 CT 检查，直至 5 年。

（4）术后 1 年内复查结肠镜，若术前结肠镜未进行，则术后 3 ～ 6 个月内给予结肠镜检查。若发现高危腺瘤，则 1 年内再次复查结肠镜；若未发现高危腺瘤，则 3 年内复查，以后每 5 年复查 1 次。

（5）早期肠癌内镜下治疗后第一年的第 3 个月、第 6 个月、第 12 个月定期行全结肠镜检查随访。无残留或者再发者，此后每年随访 1 次；有残留或再发者，追加外科手术切除。

（朱恒梁　张常华）